LES VERTUS DES TISANES

Paru dans Le Livre de Poche :

LES VERTUS DU CITRON
LES VERTUS DU VINAIGRE
LES BIENFAITS DE L'AIL

ANNE LAVÉDRINE

Les Vertus des tisanes

MICHEL LAFON

Avertissement

Ce livre ne vise en aucun cas à se substituer à un avis médical, ni à inciter à l'automédication.

Il vous donne simplement les moyens de mieux connaître les bienfaits des breuvages précieux que sont les tisanes.

Introduction

C'est le Seigneur qui de la terre a créé les médicaments et un homme prudent ne les méprise pas.

(Ecclésiastique, 38, 4)

C'est pourtant ce que nos esprits modernes tendent trop souvent à faire, jugeant les tisanes réservées aux vieilles dames ou à quelques farfelus adeptes du retour à la terre et des médecines douces. Quel dommage !

Non, une infusion n'est pas seulement un « pisse-mémère », pour employer une expression élégante... mais qui témoigne bien du peu d'estime dans lequel on tient ces breuvages. Ces derniers ne sont pas non plus uniquement des remèdes, avec tout ce que ce terme peut évoquer de revêche. Une tisane peut aussi être une boisson-plaisir.

Ne vous laissez pas influencer par l'imagerie populaire ambiante qui réserve les tisanes à l'après-dîner et à l'hiver. Pourquoi ne pas les servir en guise de thé (si l'on peut dire, puisque ce dernier n'est lui-même rien d'autre qu'une infusion), d'apéritif ou même de boisson du petit déjeuner[1] ? Sachez aussi qu'à la belle saison nulle boisson ne désaltère

---

1. Voir recettes p. 286.

mieux qu'une infusion choisie pour ses vertus rafraîchissantes.

Proposez une tisane à vos amis à l'heure du café et vous serez surpris de voir combien d'entre eux accepteront avec empressement cette petite entorse à leur rituel postprandial. J'entends déja des voix sarcastiques m'assurer qu'il s'agira sans aucun doute de jeunes femmes soucieuses de leur ligne. Détrompez-vous : apprécier une bonne tisane n'implique nul penchant pour l'ascétisme ni pour la mortification – et n'empêche en rien de savoir aussi goûter la saveur d'un bon arabica ou celle d'une « petite poire » digestive.

Les spécialistes ne s'y trompent pas : tous les grands restaurants proposent aujourd'hui un choix de tisanes aux amateurs, et une chaîne hôtelière internationale dispose dans ses chambres un sachet de tisane « anti-jet-lag » à l'intention des voyageurs en provenance d'un autre fuseau horaire. Ce mélange de plantes calmantes, tonifiantes et dépuratives (entre autres, de la menthe, de l'anis étoilé, de la réglisse et du gingembre) vise à aider l'organisme à s'acclimater au plus vite à l'heure locale. Avouez qu'il s'agit d'une attention délicate.

Vous aussi, pensez à offrir une tisane adaptée aux circonstances – digestive après un repas, rafraîchissante l'été, etc. –, et vous susciterez assurément des conversions dans votre entourage, surtout lorsque celui-ci découvrira combien un tel breuvage peut aussi réjouir les papilles.

Et, en plus, chacun en verra les bienfaits ! Car une tisane n'est évidemment pas une boisson comme les autres, simplement vouée à réhydrater l'organisme. Il s'agit d'un produit actif permettant d'absorber les bienfaits des plantes qui la composent. Voilà pourquoi – nous examinerons cela plus en détail dans la troisième partie – le choix d'une tisane n'est jamais anodin.

Base de la phytothérapie – la médecine par les

plantes, qui fut sans nul doute la première méthode curative de l'histoire de l'humanité –, la tisane peut aussi s'utiliser par voie externe à des fins médicales ou esthétiques. Jusqu'au milieu du XXe siècle, la plupart des produits de beauté étaient d'origine végétale et, même en ce début de IIIe millénaire, une « tisane de bain » emmaillotée dans un joli sachet de mousseline se révèle en général un cadeau apprécié de sept à soixante-dix-sept ans (et plus).

Les grandes peurs de la fin du millénaire (maladie de la vache folle, OGM [1], clonage, abus de pesticides, bactéries résistantes aux antibiotiques, etc.) ont suscité un regain d'intérêt pour les fruits de la nature, par dégoût du « chimique ». Cela vaut aussi bien pour la médecine que pour les cosmétiques ou même les produits d'entretien domestiques.

Qui d'entre nous n'a jamais acheté de gélules de plantes ou feuilleté un manuel de phytothérapie ou de beauté par les plantes : bref, songé à adopter un mode de vie plus proche de la nature ? Et quel meilleur biais pour y parvenir que de retrouver la science millénaire des tisanes ? Faciles à préparer, sans danger pour peu que l'on respecte quelques précautions de bon sens, elles incarnent une version *soft* de l'automédication.

Prenons par exemple les psychotropes en tous genres (anxiolytiques et autres somnifères) dont les Français font, on le sait, une consommation bien souvent abusive. Ces médicaments, certes précieux, engendrent maints effets indésirables, dont une accoutumance qui pousse à augmenter inexorablement les doses. Et, pourtant, est-il réellement indispensable d'assommer une petite anxiété vespérale empêchant l'endormissement à l'aide d'une véri-

1. Organismes génétiquement modifiés, c'est-à-dire des espèces végétales « améliorées » grâce à des manipulations génétiques dont on ignore encore les effets à long terme.

table massue chimique ? Non, bien sûr... mais chercher en vain le sommeil agace tellement qu'on ne tarde pas à céder à la facilité et à avaler un petit comprimé magique. Dire qu'une infusion sédative (camomille, passiflore ou valériane) ferait tout aussi bien l'affaire... Moins les effets secondaires.

> *Attention :* les conseils donnés dans ce livre ne remplacent en aucun cas une consultation médicale. Ils visent simplement à vous aider à mieux connaître les plantes et leurs bienfaits au quotidien afin de vous (ré)apprendre à fortifier naturellement votre organisme, comme le faisaient vos ancêtres.

Pourquoi se limiter aux tisanes, me demandera-t-on ? Et pourquoi ne pas recourir à des préparations à base de plantes d'emploi encore plus facile (extraits liquides, gélules, etc.) ? D'abord parce que s'en remettre à la phytothérapie participe d'une soif du naturel qu'il semble logique de mener jusqu'au bout et qui devrait inciter à rechercher des ingrédients ayant subi un minimum de transformations. Or, les diverses préparations à base de plantes commercialisées sous forme de gélules, d'ampoules ou d'extraits liquides, même préparées avec le plus grand soin, n'en sont pas moins passées par plusieurs chaînes industrielles. Ne parlons même pas des aliments « enrichis » qui nous arrivent d'outre-Atlantique : chips tonifiantes au ginkgo biloba, yaourts hydratants à l'aloès, sucettes apaisantes au millepertuis ou chewing-gums énergisants au ginseng ou au guarana ! Loin de moi l'idée de mettre en cause la qualité de tels produits mais, à mon sens, la circonspection s'impose...

Les tisanes, en revanche, s'emploient depuis plusieurs millénaires. Leur dosage, leur action et leurs effets secondaires ont été étudiés de manière exhaustive (même s'il arrive encore qu'on leur découvre des vertus jusqu'ici négligées). Elles relèvent d'une science remontant à la nuit des temps, héritée des premiers hommes, des druides celtes, des hommes-médecine amérindiens, des chamans asiatiques, des apothicaires et des sorcières d'antan. Absorber une tisane ne mettra jamais votre vie en danger, pourvu que vous fassiez preuve d'un minimum de bon sens : pas de cueillette sauvage de plantes inconnues, respect du dosage et des éventuelles précautions d'emploi, pas d'achat de tisanes minceur exotiques dont la composition n'est pas précisée (ni, bien évidemment, de celles contenant des ingrédients potentiellement toxiques), etc.

On ne jouit malheureusement pas d'une telle sécurité lorsque l'on achète des suppléments à base de plantes sans prendre auparavant conseil auprès d'un phytothérapeute ou, à défaut, d'un médecin ou d'un pharmacien versé dans la science des simples – espèce en voie de disparition tant l'étude des plantes occupe une place négligeable dans le cursus universitaire français. Sont en effet en vente libre sous diverses formes des plantes dangereuses qui ne devraient jamais être absorbées sans prescription médicale (comme l'éphédra[1]), des plantes exotiques aux propriétés et aux dangers mal connus en Europe, des mélanges fantaisistes réunissant des plantes dont les bienfaits se contrecarrent, des poudres de perlimpimpin si peu riches en principes actifs qu'elles ne servent qu'à enrichir leur fabricant (le marché des suppléments phytothérapiques pèse aujourd'hui plus de 3,5 milliards de dollars, rien qu'aux États-Unis). On trouve également des

1. Voir III, p. 238.

« complexes calmants » contenant certes un soupçon de valériane et de passiflore... mais aussi et surtout du pavot, c'est-à-dire un puissant sédatif générateur d'accoutumance (c'est de cette plante qu'on extrait l'opium).

La consommation de tels produits pose un problème plus pernicieux encore : ils nous font absorber une quantité de principes actifs sans commune mesure avec celle qu'ingurgitaient nos aïeux. Les conséquences de cette évolution ne se sont pas fait attendre. Au début des années quatre-vingt, la germandrée petit chêne, utilisée avec bonheur depuis des siècles comme tisane digestive, dépurative et diurétique, se vit promue plante minceur à cause de ses propriétés drainantes, et fut subséquemment adoptée par maintes coquettes soucieuses de leur ligne. Peu désireuses de s'« empoisonner » à confectionner une infusion alors qu'il existait des formules prêtes à l'emploi – et incomparablement plus concentrées –, les malheureuses ont pourtant bien failli en mourir ! Prise à haute dose, l'inoffensive chenette des Anciens s'est en effet révélée toxique pour le foie, ce qui lui a valu d'être inscrite en 1982 sur la liste des plantes dangereuses. Moralité : ne jouons pas les apprentis sorciers et rappelons-nous que dire d'une plante qu'elle n'est pas nocive en arguant que « depuis le temps, ça se saurait » signifie seulement que l'on n'a jamais noté d'effet indésirable dans le cadre d'un mode d'absorption classique, c'est-à-dire *en tisane*.

Accessoirement, une plante brute est nécessairement plus équilibrée, et donc meilleure pour la santé, qu'un principe actif extrait de son milieu naturel.

Sachez aussi qu'une tisane libère de manière optimale les principes hydrosolubles (solubles dans l'eau) d'une plante tout en exaltant au mieux les huiles essentielles volatiles qu'elle contient.

Enfin, prendre une tisane oblige à boire, en général un liquide chaud, ce qui est excellent pour la santé. Et les praticiens chinois vous expliqueront qu'une infusion en fin de repas représente un apport d'énergie *yang* qui contrebalance l'énergie *yin* fournie par la nourriture, ce qui contribue à rééquilibrer l'organisme.

I

Savoir antique et remèdes de bonne femme : toujours d'actualité !

DES *PTISANES* AUX TISANES : UNE LONGUE HISTOIRE

Un peu d'étymologie

Le Petit Robert nous apprend qu'une tisane est une « boisson contenant une faible proportion d'une substance médicamenteuse végétale (obtenue par macération, solution, infusion ou décoction de plantes dans l'eau). Le mot tisane lui-même nous vient du grec *ptisanê*, qui désignait à l'origine l'orge mondé, puis en vint à désigner la boisson préparée par décoction de cette céréale. Peu à peu, les Grecs, puis les Romains, prirent l'habitude d'appeler *ptisane* toute infusion ou décoction de plante. Le *p* initial se perdit quelque part dans les brumes du Moyen Âge ; à partir du XIIIe siècle, on ne parla plus que de tisane ou de tisaine.

Notons au passage que la phytothérapie utilise nombre d'autres préparations mêlant les plantes à des excipients tels que l'alcool (teintures mères ou eaux-de-vie), l'huile ou d'autres corps gras (huiles essentielles, huiles infusées, crèmes, pommades, onguents) ou le miel (sirops), des poudres de plantes se consommant telles quelles ou en gélules, des suppositoires ou encore des cataplasmes, mais il ne s'agit alors pas de tisanes.

Le roman de la tisane

Qui inventa la tisane ? Probablement le vent, en laissant tomber une feuille ou une fleur dans un pot d'eau bouillante. Peut-être même nos lointains ancêtres consommèrent-ils de primitives macérations de plantes (dans l'eau froide) avant même d'avoir domestiqué le feu – événement que les historiens situent vers 500 000 ans avant notre ère. Quoi qu'il en soit, il paraît clair que les tisanes s'employaient déjà de manière empirique plusieurs millénaires avant l'apparition de l'écriture. Ce qui explique sans doute que certains des plus anciens écrits connus se soient attachés à transcrire cette science.

Une légende irlandaise raconte qu'il poussa sur la tombe de Miah, le fils du dieu-médecin Diencecht, 365 plantes médicinales : une pour chacune de ses articulations et chacun de ses nerfs.

En Occident, le premier traité de phytothérapie recensé est égyptien et date de la VIe dynastie, c'est-à-dire du milieu du IIIe millénaire avant notre ère. Des tablettes sumériennes antérieures de 2 200 ans à notre ère évoquent des breuvages curatifs à base de plantes. D'après des papyrus plus précis datés d'environ 1700 av. J.-C., de nombreuses plantes communes telles que le genévrier étaient couramment utilisées à cette époque pour leurs vertus curatives. Les contemporains de Ramsès II n'hésitaient pas à donner une infusion de pavot à leurs enfants lorsqu'ils se révélaient trop agités. On trouve aussi trace dans ces écrits de *ptisanes*, décoctions médicinales d'avoine ou de lentilles.

La Grèce antique récupéra ces traditions thérapeutiques et les enrichit à l'époque d'Hippocrate (460-v. 377 av. J.-C.) des connaissances héritées de ses confrères assyriens et indiens. On commença donc à ajouter aux essences purement locales des variétés plus exotiques telles que le basilic ou le gingembre.

Hippocrate proposa une première classification des simples selon leur qualité fondamentale : chaude, froide, sèche ou humide. Son presque contemporain Théophraste publia en 370 av. J.-C. une *Enquête sur les plantes*, dont une bonne partie est consacrée aux tisanes.

Cinq siècles plus tard, vers l'an 60, leur héritier Dioscoride rédigea son *De materia medica*, qui resta le manuel médical le plus utilisé pendant mille cinq cents ans ! On lui doit également un herbier médical recensant environ six cents « arbres médicinaux ». Pour le reste, on ne sait pas grand-chose de lui, sinon qu'on le surnommait Pedianos et qu'il aurait exercé la fonction de chirurgien militaire sous Néron.

Dans ses écrits, il s'affirme partisan d'une démarche holistique (globale) : pour lui, les patients doivent être soignés en fonction de leur « tempérament ». Ainsi, les flegmatiques, de nature froide et humide, doivent recourir aux plantes très chaudes telles que le thym ou l'hysope, tandis que leurs cousins colériques, par nature chauds et secs, bénéficieront mieux des bienfaits de plantes froides et humides comme la rhubarbe, la violette ou le pissenlit.

C'est à l'époque de Dioscoride que prend naissance une rivalité qui ne cessera de s'aggraver au fil des siècles entre les herboristes *(rhizotomes)* d'un côté, et les pharmaciens *(pharmacopoles)* et les médecins de l'autre.

Rome reçoit les théories médicales grecques vers le Ier siècle avant notre ère, et les ajoute à sa propre science. Caton l'Ancien (IIe siècle av. J.-C.) recensait en effet déjà cent vingt plantes médicinales dans son *De re rustica*.

Les Romains assimilent aussi les recettes traditionnelles des populations englobées dans l'empire. Sans doute les peuples conquis n'étaient-ils pas à leurs yeux « civilisés », mais ils possédaient néanmoins une précieuse connaissance empirique de la nature et de ses trésors.

Certains druides, appelés eubages,
se consacraient à la botanique
et à la mise au point
de recettes médicinales.

Galien (Pergame v. 131-v. 201), médecin de la cour de l'empereur Marc Aurèle, reprend les idées d'Hippocrate en les affinant. Ses ouvrages devaient demeurer des textes de référence jusqu'au Moyen Âge, et les praticiens unani (un type de médecine pratiqué dans tout le monde musulman et jusqu'en Inde) appliquent aujourd'hui encore ses principes. Lui aussi classe les plantes médicinales selon leurs qualités essentielles et leur attribue un caractère chaud ou froid et sec ou humide. Les médecins du XVIIIe siècle se référaient encore à cette répartition.

Si les plus grands auteurs, d'Horace à Pline et Columelle, louent les vertus d'une « eau de riz » appelée *ptisana* et des décoctions d'orge aux herbes, l'époque romaine marque cependant sans doute la naissance de la médecine « moderne », en ce sens que ses praticiens commencent – déjà – à s'éloigner de la nature pour créer des remèdes plus complexes (et plus onéreux).

Le fossé entre les *herbarii* (les ancêtres de nos phytothérapeutes) et leurs adversaires partisans du progrès à tout prix, les *pharmacotribes*, va se creusant.

Après la chute de Rome (Ve siècle), le centre du savoir classique se déplaça vers l'est, pour se concentrer à Constantinople et en Perse.

La médecine arabe se développe avec des représentants de renom, comme le Persan Avicenne (980-1037), qui rédigea l'ouvrage majeur de cette mouvance thérapeutique, le *Kitab al-Qanun* ou *Canon de la médecine* (très inspiré de l'œuvre de Galien), qui fut traduit en latin dès le XIIe siècle. On doit à ces praticiens la diffusion en Orient, à partir du VIIe siècle, des théories de Galien. Les médecins arabes adoptent les techniques gréco-romaines tout en les mêlant à leurs croyances populaires et à des survivances des traditions médicales égyptiennes. Aux plantes recensées par Dioscoride ils joignent leurs épices et quantité d'herbes exotiques aujourd'hui devenues banales, de la muscade et du clou de girofle au séné. La médecine symbiotique qui en résulte regagnera l'Europe avec les invasions arabes du VIIIe siècle.

Mais le vent, ou le souffle divin, avait aussi apporté les tisanes en Orient, où elles conservent en cette aube du IIIe millénaire tout leur prestige.

En Inde, elles donnèrent naissance à l'Ayurveda,

ou « science de la vie » (en sanskrit, *ayur* signifie vie et *veda,* connaissance). Les premiers textes exposant ces thèses remontent aux environs de 2500 av. J.-C.

La légende veut que l'Ayurveda ait été offerte aux hommes par le dieu Brahma.

Pour la médecine ayurvédique, une maladie traduit un déséquilibre qu'un traitement approprié à base de plantes (notamment) permet de rectifier. C'est pourquoi elle vise à prévenir plus encore qu'à guérir.

Encore une fois, les grandes invasions, si tragiques sur le plan humain, se révèlent très enrichissantes pour la science. Les Perses, cinq cents ans avant notre ère, apportent en Inde leur savoir ancestral et, au XIVe siècle, les Moghols y introduisent les conceptions de Galien et d'Avicenne. L'influence britannique devait se révéler plus mitigée car, si les colonisateurs apportèrent dans leurs bagages les grandes découvertes scientifiques des Temps modernes, ils supprimèrent les écoles ayurvédiques en 1833. Heureusement, il aurait fallu bien plus qu'un simple trait de plume pour annihiler une tradition aussi ancienne et aussi bien ancrée.

L'Ayurveda distingue trois types *(doshas)* d'individus dotés de caractères distincts et auxquels correspondent des traitements spécifiques. On soigne ainsi les sujets *vata,* d'un naturel hypersensible, avec des infusions d'anis, de fenouil et de thym, ainsi que des senteurs florales (rose, lavande, jasmin). Leurs cousins *pitta,* plus énergiques, tirent un meilleur parti de tisanes de camomille, de menthe poivrée ou d'hibiscus, ainsi que de fumigations de menthe et de vétiver. Aux patients *kapha,* enfin, au caractère plus doux, on réservera les tisanes de bardane, de gingembre et de sauge ainsi que les parfums du pin, du cèdre, du musc et du patchouli.

Ces trois tempéraments
correspondent aux trois forces originelles :
le prana (ou souffle de la vie),
l'agni (ou esprit de la lumière)
et le soma (manifestation de l'harmonie,
de la cohésion et de l'amour).
Chaque tisane vise à nourrir
l'une des ces forces en tenant compte
du type médical du patient.

Pour ce faire, elle agit sur l'un de nos sept chakras, centres énergétiques associés à un organe particulier et à certaines plantes : le *gotu kola* agit sur le chakra du sommet de la tête, la verveine officinale sur le chakra de la gorge, et la rose sur le chakra du cœur. Notons au passage que la saveur de ces tisanes (comme d'ailleurs celle des aliments) a son importance et participe d'un indispensable équilibre.

Plus à l'est, les Chinois découvrirent et codifièrent la médecine dès les temps les plus reculés. Les textes les plus anciens qui nous soient parvenus remontent au moins au IIIe millénaire avant notre ère. Sachez qu'ils sont toujours étudiés aujourd'hui dans les facultés de médecine.

Leur science repose sur des origines largement mythiques incarnées par l'empereur Shen Nong.

Shen Nong, le « divin cultivateur », aurait « inventé » l'agriculture et identifié de multiples plantes médicinales.

Comme on ne prête qu'aux riches, il aurait aussi inventé le thé – et donc les tisanes. Sans vouloir ternir la mémoire de ce grand homme, rappelons que l'on consommait très certainement, en Chine comme ailleurs, des breuvages santé bien avant cette date. Au tout début de notre ère, ou un siècle ou deux plus tôt (la datation semble imprécise), on rassembla l'héritage phytothérapique du légendaire monarque dans un important herbier portant son nom, parfois appelé *materia medica* de Shen Nong, et qui compte trois cent soixante-cinq remèdes majoritairement d'origine végétale.

Le second père fondateur de la théorie médicale chinoise est l'empereur Jaune (v. 2500 av. J.-C.), dont les préceptes devaient être transcrits quelques mille cinq cents ans plus tard dans le *Huang Ti Nei Ching Su Wên* (ou *Canon de la médecine interne de l'empereur Jaune*), un texte très imprégné de philosophie qui préfigure déjà le taoïsme et reprend clairement une tradition plus ancienne. Les premiers recueils de prescriptions médicales, le *Traité du froid nocif*, le *Classique de la montagne* et le *Traité des monts et des mers*, un peu plus tardifs, datent des premiers siècles de notre ère.

Plus récemment, le lettré Li Shin-Chen (1552-1578) regroupa dans les cinquante-deux volumes de son *Petsao Kong-mu*, ou *Grande Pharmacopée*, plus de deux mille plantes médicinales et de recettes thérapeutiques. Il y évoque notamment la doctrine des Signatures.

La doctrine des Signatures affirme que l'apparence extérieure des plantes indique les maladies qu'elles peuvent guérir (des théories similaires prévalent encore aujourd'hui en Afrique). Ainsi, les feuilles de la pulmonaire, dont la forme rappelle celle d'un poumon, sont forcément efficaces contre les bronchites et la tuberculose, les plantes à fleurs jaunes soignent la jaunisse, et les feuilles de millepertuis, percées de petits trous pareils à des blessures et dont on tire un extrait de couleur rouge sang, guérissent forcément les plaies.

Signalons que tous ces ouvrages sont encore en usage aujourd'hui.

Fort heureusement, ces thérapeutiques ne sont pas l'apanage des lettrés, ni réservées à la cour impériale (à l'exception de certaines recettes, jugées trop puissantes pour le commun des mortels, et donc exclusivement préparées pour le Fils du Ciel) : elles s'adressent à tous et sont colportées aux quatre coins de l'Empire du Milieu par un mélange hétéroclite de médecins ambulants, d'herboristes villageois, de chamans et, plus tard, de médecins-philosophes taoïstes – plus ou moins compétents, cela va de soi.

À l'instar de leurs voisins indiens, des druides guérisseurs de nos régions celtiques ou des chamans d'outre-Atlantique, les médecins traditionnels chinois voient les maladies comme des manifestations de dysharmonie et cherchent donc au premier chef à rétablir l'équilibre de l'organisme, du *yin* et du *yang* et des cinq éléments. L'univers est régi par ces préceptes de base et les plantes aussi. À chaque élément de la cosmologie chinoise correspondent une saveur et un organe qu'il s'agit de fortifier au mieux grâce à une alimentation et à des breuvages appropriés. Un exemple : une herbe douce liée à l'élément terre comme le *gan cao* (racine de réglisse) choiera votre estomac et votre rate.

La médecine tibétaine présente de nombreux points communs avec l'Ayurveda et les traditions de l'ennemi héréditaire chinois, mais elle s'en distingue par son extrême complexité et son orientation beaucoup plus religieuse.

Revenons en Europe, où les grandes invasions ont introduit le savoir médical oriental. Le Moyen Âge et la Renaissance voient fleurir de prestigieuses écoles de médecine, comme l'école de Salerne, fondée au début du Xe siècle ; le plus vieil herbier européen connu est le *Livre du médecin de Bald*, contemporain de la création de cette faculté, qui décrit des remèdes envoyés par le patriarche de Jérusalem au roi d'Angleterre Alfred le Grand (849-899). Il nous apprend également que les plantes les plus appréciées des médecins saxons étaient la bétoine, la verveine officinale, l'armoise et l'achillée millefeuille.

Conscient de l'importance capitale des plantes pour la santé de ses peuples, Charlemagne voulut veiller à assurer leur approvisionnement en 74 « bonnes herbes », dont la sauge, le romarin, l'anis, la menthe, le persil, le fenouil et l'aneth. Ses capitulaires de 812 (Capitulare de villis) ordonnent aux régisseurs des biens royaux de cultiver celles-ci dans les jardins impériaux.

Citons aussi sainte Hildegarde de Bingen (1098-1179), connue autant pour ses visions mystiques que pour sa science des plantes.

Cependant, si l'herborisation et les soins médicaux sont souvent assurés par les monastères et par les gens d'Église (tout comme ces derniers fondent et gèrent la plupart des hôpitaux médiévaux), on pratique aussi beaucoup l'automédication grâce à un savoir populaire transmis de génération en génération. Et les paysans comme les citadins connaissent toujours les herbes aromatiques et les simples des champs et des bois. On ne fait appel au médecin qu'en cas de maladie grave (et encore, si l'on est suffisamment aisé).

Le corps médical n'a pas encore appris à dédaigner les plantes, même s'il tend désormais à leur adjoindre de plus en plus de corps minéraux ou animaux. Le douzième livre imprimé de l'Histoire (le premier étant la Bible, vers 1450) fut d'ailleurs le

De Agricultura de l'agronome italien appelé Pierre Crescenzi[1].

Le Suisse Paracelse (1493-1541), de son vrai nom Philippus Aureolus Theophrastus Bombastus von Hohenheim (on comprend qu'il ait opté pour un pseudonyme plus facile à retenir), fut le premier à enseigner la médecine en langue vulgaire, en l'occurrence l'allemand, et non plus en latin, s'inscrivant bien dans la mouvance de l'époque, puisque l'un des chevaux de bataille de la Réforme (1520) fut la traduction de la Bible, jusque-là interdite par l'Église, afin de la rendre accessible à tous. Il fallut cependant quelques siècles encore pour que le latin cessât d'être la langue véhiculaire des lettrés européens.

« Les pâturages et les collines
sont des pharmacies. »
Paracelse (1493-1541)

Paracelse prône – déjà – un retour à des traitements plus simples. Tout comme son presque contemporain chinois Li Shin-Chen, il s'intéresse de près à la doctrine des Signatures (voir page 25). Dans le même temps, les explorateurs rapportent de leurs périples de nouvelles recettes curatives. La découverte des Amériques, à la fin du XVe siècle, se traduit rapidement par l'introduction en Europe et en Asie de remèdes exotiques : quinquina, aloès, yucca, piment ou maté, souvent parés de vertus

1. Cet auteur est souvent cité sous son nom latinisé de Pierre Crescentius – pratique courante à l'époque puisque la majorité des textes, notamment scientifiques, étaient encore rédigées en latin. Les transcriptions françaises l'appellent aussi parfois Pierre de Crescences.

imaginaires ou tout du moins exagérées. Dès la fin du siècle suivant, un moine traduit en latin un manuscrit de phytothérapie aztèque qui ramène les choses à de plus justes proportions et permet d'utiliser ces plantes nouvelles à bon escient.

Pourtant, c'est un lent déclin de la médecine qui s'amorce tout doucement, et pour longtemps. Sans doute leur esprit curieux, qui a permis les grandes inventions à l'origine de notre mode de vie moderne, a-t-il desservi nos ancêtres sur le plan de la santé : à trop vouloir aller de l'avant, on tend à se couper des traditions. Or, sur le plan médical, il fallut attendre le XIXe , voire le XXe siècle, pour que de véritables découvertes viennent concurrencer les recettes ancestrales ! Entre-temps... eh bien, les logis sont devenus plus confortables, les moyens de transport plus rapides et les armes plus meurtrières, mais l'espérance de vie n'a guère progressé et la mortalité périnatale (tant des mères que des enfants) est demeurée stable.

Peu à peu, aux guérisseurs antiques largement dépourvus de connaissances scientifiques, mais riches de savoir empirique transmis oralement depuis des générations, ont succédé les Diafoirus si bien raillés par Molière, prompts à traiter toute affection par une saignée ou un clystère ! Bref, ce n'est pas le Moyen Âge qu'il faudrait appeler les *Dark Ages* (les temps obscurs), comme le font les Anglo-Saxons, mais plutôt la période qui a suivi !

Quelques irréductibles tentent toutefois de défendre les méthodes anciennes. En Angleterre, William Turner rédige son herbier en anglais afin d'être mieux compris des apothicaires et des cueilleuses de simples (sans doute un vœu pieux concernant ces dernières, eu égard à la proportion d'analphabétisme dans la population de l'époque, surtout parmi les femmes, et à plus forte raison dans les campagnes). Nicholas Culpeper traduit à son tour sa *Pharmacopeia* dans sa langue natale

(1653) et les grands herbiers des XVIe et XVIIe siècles, comme ceux de Gerard (1597) ou de Parkinson (1640), suivent le mouvement.

Cependant, si Turner s'attache à éduquer les guérisseuses des campagnes, la plupart de ses confrères leur manifestent le plus grand mépris et les XVIIe et XVIIIe siècles marquent l'apogée du combat opposant les médecins et les apothicaires aux « bonnes femmes des herbes ». Notons que les médicaments prescrits par les premiers et préparés par les seconds deviennent de plus en plus complexes et chers, à cause de l'emploi immodéré d'ingrédients de luxe comme le mercure ou l'antimoine.

Les premiers colons européens établis sur le continent américain chargent leurs bagages d'immigrants de leurs plantes familiales (notamment le plantain, qui s'acclimate si bien que les Indiens le surnomment « pas de l'homme blanc » car il pousse partout où les « visages pâles » s'implantent). Ils découvrent aussi des variétés locales utilisées de longue date par les autochtones et apprennent d'eux l'art et la manière de les utiliser. Et bientôt l'eupatoire, l'échinacée et l'hydrastis voisinent dans leurs bocaux avec la menthe et la verveine.

Au XVIIIe siècle, Samuel Thomson recueille les traditions venues d'Europe et les traditions indigènes avant de publier son « Système amélioré de pratique botanique de la médecine ». On lui doit la création du mouvement phytothérapique américain.

Citons aussi l'école éclectique du Dr Wooster Beech (fondée en 1830), plus « moderne ». Ces mouvements gagnent l'Europe au milieu du XIXe siècle, introduisant dans sa pharmacopée des plantes exotiques jusqu'alors inconnues.

La communauté quaker, incontestablement en avance sur son temps, devine que l'art de l'herborisation se perdra peu à peu et se propose de cultiver à l'intention de ses concitoyens les plantes médicinales nécessaires à leurs besoins et de les leur faire parvenir par l'intermédiaire des services postaux nouvellement créés.

C'est la première ébauche d'industrie pharmaceutique. Au XIXe siècle, les quakers proposent déjà un catalogue de trois cent cinquante espèces végétales. Ils comptent encore aujourd'hui parmi les premiers producteurs de simples du monde.

TISANES, RITES ET IMAGINAIRE POPULAIRE

Pour les Anciens, une thérapie ne pouvait avoir d'origine que divine : la Bible nous rappelle à maintes reprises que Dieu nous a donné les plantes de la terre afin de nous nourrir et de nous soigner ; les Indiens affirment tenir leurs premières notions médicales du dieu Brahma, et les Grecs et les Romains révéraient Asklepios-Esculape, dieu de la médecine.

De ce fait, celui ou celle qui soignait devait être à même d'établir une relation privilégiée avec la nature, tenue pour divine, et ses forces mystérieuses.

Les hommes-médecine amérindiens « écoutent » les plantes, qui leur dictent les remèdes à employer. L'armoise serait à cet égard de particulièrement bon conseil pour qui sait en « percer l'esprit ».

Plus tard, cette conception panthéiste du monde ayant été largement remplacée par les monothéismes, la culture, la récolte et l'utilisation des plantes médicinales tombèrent tout naturellement entre les mains des monastères et de l'Église. Les traitements mêlaient d'ailleurs souvent tisanes et incantations religieuses.

Voilà qui explique que tant de rites magico-religieux (chants, danses, prières, etc.) aient longtemps entouré la confection des médicaments, et que l'on se soit tant méfié de ceux, et surtout de celles, qui prétendaient guérir leurs semblables grâce à des breuvages mystérieux. S'ils ne tenaient pas leur connaissance de Dieu, elle ne pouvait leur venir que du démon ! En fait, paradoxalement, beaucoup de ceux qui recouraient aux tisanes pour soigner (ou pour se soigner) croyaient moins aux vertus des plantes qu'elles contenaient qu'au pouvoir de thaumaturge de la personne qui les confectionnait...

Rites de cueillette des plantes

Les Anciens n'auraient jamais envisagé de partir herboriser le nez au vent, munis d'un simple panier et d'un sécateur. La récolte des plantes médicinales devait s'effectuer selon un rituel précis destiné à renforcer leurs pouvoirs de manière magique ou mystique.

Ainsi, par exemple, dans la Grèce antique, la cueillette du basilic, plante royale, était interdite aux femmes. L'officiant qui se chargeait de prélever les précieuses tiges endossait des vêtements neufs dépourvus de tout élément métallique et devait se garder de tout contact avec une femme impure. Avant de procéder, il se purifiait la main droite en l'aspergeant d'eau provenant de trois sources différentes à l'aide d'une branche de chêne. La sauge, elle, exigeait une tunique blanche portée pieds nus, et l'usage d'outils ou d'ustensiles de fer pendant l'opération était prohibé.

Les Romains se montraient encore plus prévoyants puisqu'ils entamaient leur cérémonial en amont : les prêtres de Mars sautaient par-dessus les cultures de plantes sacrées pour demander aux dieux une belle récolte.

L'Orient possédait lui aussi sa part de rituels complexes. Au temps des empereurs de Chine, les cueilleuses de thé impériales, des vierges impérativement âgées de moins de quatorze ans, revêtaient chaque jour une robe et des gants neufs et odorants. Elles devaient également parfumer leur haleine et accomplir leur besogne dans un silence absolu – ou devrait-on dire religieux ?

Les Tibétains, plus scientifiques, calculent avec précision la date de récolte des plantes afin de tirer le meilleur parti des influences astrales.

Tout cela peut paraître désuet ou exotique, mais nos campagnes n'étaient pas en reste, et certains des rites suivants subsistent encore dans une certaine mesure, même si ceux et celles qui les pratiquent évitent en général de s'en vanter. Après tout, le temps où l'on brûlait les sorcières n'est pas si éloigné et, pour peu que vous possédiez de surcroît un chat noir, avouer que vous herborisez au clair de lune vêtu d'une tunique de lin blanc risque de vous attirer rapidement des regards méfiants... ou narquois.

Certains spécialistes recommandent de cueillir les simples avant le lever du soleil, c'est-à-dire avant que l'essence de la plante élaborée pendant la nuit s'évapore, avant d'avoir croisé quiconque, et sans être observé.

D'autres ajoutent quelques contraintes supplémentaires : Pour bien faire, on devrait cueillir la sauge à l'aube de la Saint-Jean (24 juin), quand le premier rayon du soleil frappe la plus haute montagne des environs. Mais que faire si l'on habite en plaine ? Fort heureusement, la plupart des rituels de cueillette sont à la fois beaucoup plus simples et beaucoup plus conviviaux : les villageois se réunissaient à l'occasion de la fête de la Saint-Jean – récupération chrétienne des rites païens celtiques de Beltane célébrant le solstice d'été, durant lesquels on ramassait déjà les herbes sacrées – pour une grande opération de récolte de plantes médicinales, suivie de réjouissances populaires autour des feux traditionnels allumés pour l'occasion sur les collines. On ne compte d'ailleurs plus les plantes surnommées « herbe de la Saint-Jean ». Selon les régions, les villages et même les familles, vous découvrirez qu'on vous parle en fait d'armoise, d'hysope, de thym, de menthe, de sauge, de valériane ou encore de drosera, etc. Voilà comment le terme « herbe de la Saint-Jean » acquit peu à peu une signification générique pour devenir synonyme de panacée. On prit l'habitude de cueillir un assortiment de simples – généralement au nombre de sept, le chiffre magique par excellence –, avec lesquelles on confectionnait une infusion dite « de mille fleurs » ou une eau-de-vie curative utilisées comme remèdes universels.

Boissons sacramentelles

Les tisanes ont toujours joué un rôle mi-curatif, mi-cultuel. On l'a vu, médecine et religion se confondaient jadis étroitement.

La boisson sacrée du sanctuaire grec d'Éleusis, offerte à tout pèlerin franchissant son enceinte, n'était autre qu'une *ptisane,* infusion de farine de gruau et de menthe.

À l'autre bout du monde, le kava-kava constituait l'ingrédient essentiel du breuvage rituel ingurgité au cours de leurs cérémonies par les peuples océaniens. On trouve trace de cette tisane d'un genre particulier (puisqu'elle induisait un état de transe) des îles Hawaii à la Polynésie en passant par les îles Marquises, la Mélanésie et l'archipel des Vanuatu.

De même, une variété indienne d'éphédra entre dans la composition du *soma,* la « potion qui donne la force et prête l'immortel pouvoir et la liberté des dieux », selon le *Rig Veda,* un texte religieux indien datant d'environ mille ans avant Jésus-Christ.

Rituels magiques et sorcellerie

Il n'y pas loin du breuvage rituel – surtout lorsque celui-ci se révèle un brin hallucinogène, ce qui, il faut bien l'avouer, est souvent le cas – aux rites magiques et au chaudron des sorcières.

Pour fabriquer une potion magique :
Jetez dans l'eau bouillante une poignée de datura, une de belladone, et la bave de six crapauds. Dégustez ce breuvage, enfourchez votre balai...
et envolez-vous.

De fait, avec une telle mixture, nul besoin de pouvoirs surnaturels pour éprouver la sensation de voler, puisque les plantes qui la composent contiennent des substances hallucinogènes. Si l'on ajoute à cela que l'un des symptômes de l'intoxication à la jusquiame noire – une autre plante aimée des sorcières médiévales – est une sensation de lévitation, on comprendra pourquoi les malheureuses se condamnaient elles-mêmes en revendiquant haut et fort devant leurs juges leur capacité de survoler les toits de leur village : elles croyaient bel et bien l'avoir fait.

La belladone provoque en outre des délires souvent érotiques, d'où les récits de sabbats débridés, la plupart du temps imaginaires, qui ont conduit tant d'imprudentes au bûcher. Détail amusant : la scopolamine, un des alcaloïdes extraits de ces plantes, s'emploie aujourd'hui pour prévenir le mal des transports et se révèle efficace même lorsqu'on ne voyage pas à dos de balai !

Sans pousser jusqu'à ces extrêmes, bien des herbes et des tisanes beaucoup plus banales ont prêté main-forte à des rituels magiques. La verveine, herbe sacrée des druides, des Celtes, des Germains et des Romains, entra dans la composition de charmes au moins jusqu'au XVIIIe siècle.

Le romarin est aussi lié à maintes superstitions, tout comme l'inoffensif – croirait-on – persil, pourtant cher aux jeteurs de sorts et support de mille croyances.

La tisane de bourrache,
supposée améliorer
les capacités de perception psychique,
est fort appréciée des personnes se livrant
à des rites divinatoires.

Rappelons à ce propos que, si le thé n'est en rien une boisson de sorcières, une tradition ancienne veut que l'on puisse lire l'avenir dans ses feuilles. Dans ce cas, on prépare le thé directement dans la tasse (avec du thé en vrac, bien entendu) et on le boit lentement – pour éviter d'ingurgiter trop de feuilles –, après quoi on retourne la tasse sur sa soucoupe et on examine la disposition des feuilles. Pour mettre toutes les chances de votre côté, prenez auparavant un bain d'anis vert et de laurier, censé stimuler les pouvoirs de double vue.

Car, en magie comme dans tous les autres domaines, les tisanes peuvent aussi s'utiliser par voie externe, notamment sous forme de bains rituels.

On recommande ainsi des bains auxquels on ajoute une décoction d'angélique, pour briser les mauvais sorts et les charmes, et des bains purificateurs au basilic.

Vous cherchez l'amour ou soupirez en vain pour un bel indifférent ? Commencez par prendre des bains à la camomille, réputée attirer l'attention d'Eros, dieu de l'amour, et l'inciter à combler vos vœux d'une flèche adroitement décochée.

La recette du philtre de Tristan et Iseut n'est pas parvenue jusqu'à nous, mais les spécialistes s'accordent pour dire que les plantes les plus efficaces pour confectionner un tel breuvage seraient la verveine, herbe consacrée à Vénus, le tussilage et, moins facile à trouver, mais très appréciée dans le sud des États-Unis, la serenoa. Tâchez d'en partager une tasse avec l'élu de votre cœur et peut-être deviendra-t-il soudain incapable de vous résister...

L'âme sœur une fois trouvée grâce à ces quelques « trucs », sachez que l'armoise, elle, constitue l'ingrédient principal des potions destinées à « dénouer l'aiguillette », c'est-à-dire à contrer un mauvais sort – généralement jeté par une sorcière jalouse ou délaissée – qui rend un homme impuissant.

Aphrodisiaques

Quid des aphrodisiaques, sujet brûlant s'il en est à l'heure du Viagra ? Une tisane bien préparée peut-elle remplacer ce médicament sans en présenter les contre-indications ni les effets secondaires ? Les avis divergent. Une étude fort sérieuse commanditée par le gouvernement brésilien sur des aphrodisiaques traditionnels locaux masculins et féminins a établi un palmarès des plantes les plus efficaces. En tête arrivent le *mui puama* (bois de force), utilisé depuis des siècles par les Indiens d'Amazonie pour accroître leur appétit sexuel et traiter les problèmes d'impuissance, le damiana (*Turnera diffusa Willd.*), aussi apprécié en Chine et aux États-Unis qu'en Amérique du Sud, et le *katuaba*. Citons aussi dans ce domaine le célèbre bois-bandé antillais et le yohimbé africain. Toutes ces plantes fonctionnent de la même manière, en accroissant le flux sanguin vers les organes génitaux – leur action est donc bénéfique pour les femmes comme pour les hommes – et/ou comme des excitants. Elles sont incontestablement efficaces, *mais tout aussi certainement dangereuses et ne doivent jamais faire l'objet d'une automédication.*

Les autres plantes tonifiantes comme le ginseng, pour ne parler que de la plus célèbre d'entre elles, jouissent, nous le verrons, d'une réputation un peu surfaite. Cela dit, le secret d'une sexualité épanouie résidant d'abord dans une bonne santé assortie d'un bon équilibre de vie, *toutes* les tisanes peuvent contibuer à l'épanouissement sexuel puisqu'elles visent à tonifier l'organisme dans son ensemble.

Si vous ressentez vraiment le besoin d'un stimulant supplémentaire, testez l'infusion de persil, aux vertus aphrodisiaques attestées par un proverbe anglais qui affirme : « The child comes out of the parsley bed » (« L'enfant naît du lit de persil »).

LES PLANTES ET LES DÉCOUVERTES MÉDICALES MODERNES

Les plantes sont à l'origine de plus de la moitié des médicaments dits modernes, les plus célèbres d'entre eux étant sans doute l'aspirine, dérivée du saule blanc ; la quinine, antipaludéen extrait du quinquina ; et la morphine, « fille » du pavot. Ce dernier entre d'ailleurs dans la composition de plus de quatre cents remèdes, talonné par la menthe, qui figure dans deux cents spécialités, et la bourdaine, le marron d'Inde, l'origan, le pin et l'eucalyptus (cent chacun). Et l'on ne cesse aujourd'hui encore de découvrir de nouvelles vertus aux végétaux. Citons à cet égard la pervenche de Madagascar et l'if du Pacifique, qui ont donné récemment naissance à des substances anticancéreuses.

Nouveau aussi : pour la première fois, une spécialité phytothérapique contre l'eczéma à base de dix plantes chinoises, commercialisée depuis plusieurs années en Grande-Bretagne, a obtenu de la FDA (Food & Drug Administration) l'autorisation d'être testée lors d'essais cliniques aux États-Unis. De son côté, une équipe de chercheurs japonais a mis en évidence l'efficacité d'une plante utilisée en médecine ayurvédique depuis trois mille ans, l'ekanayakam (*Salacia reticulata*) dans le traitement du diabète.

En Allemagne, on s'en remet depuis peu au thé pour traiter les personnes atteintes d'une affection génétique appelée hémochromatose, qui se traduit par un excès de fer dans l'organisme, lequel accroît le risque d'accident cardio-vasculaire. Les tanins du thé entravant l'absorption du fer alimentaire, on recommande à ces patients d'arroser leurs repas de thé ; les sujets sains auront en revanche avantage à s'en tenir, à table, à des boissons plus classiques.

Les plantes seraient-elles l'avenir de l'homme – et de la femme ? Toujours est-il que l'on estime que trois personnes sur quatre dans le monde se soignent avec des remèdes à base de plantes et qu'en France une personne sur dix, dont deux tiers de femmes, recourt régulièrement à la phytothérapie.

II

L'art de la tisane

Confectionner une tisane n'est guère compliqué : nul besoin de préparation magistrale ni de matériel sophistiqué. Quoi de plus simple en effet que de mélanger quelques grammes de plante fraîche ou séchée avec de l'eau chaude ou froide (ou, plus rarement, du vin, du lait ou même de la bière) ? Même les plus maladroits d'entre nous – et les plus paresseux – devraient y parvenir sans problème. En revanche, pour obtenir une bonne tisane, il faut avant tout utiliser de bons ingrédients et respecter quelques principes de base.

ACHETER SES PLANTES

Où : chez un herboriste, au supermarché, chez votre pharmacien ?

Il n'existe qu'une seule règle absolue : quelle que soit la plante que vous cherchez, optez pour un fournisseur compétent et bien approvisionné. En théorie, la solution idéale consisterait à se fournir chez un herboriste ou chez un pharmacien féru de phytothérapie, mais ce n'est pas toujours possible.

Dans une herboristerie

Un hic : la profession d'herboriste a été supprimée en 1941, si bien qu'il n'en reste plus en France qu'une poignée, mais si vous entrez dans une de ces rares officines, vous serez normalement accueilli par de véritables professionnels capables de vous conseiller (mêmes si certains tendent malheureusement aujourd'hui à embaucher des vendeurs sans aucune formation médicale ou phytothérapique). Sachez aussi que les plus importantes de ces maisons assurent aujourd'hui un service de vente par correspondance. En revanche, fuyez les échoppes poussiéreuses, même si leur aspect désuet vous paraît ajouter à leur authenticité : une plante séchée ne se conserve pas éternellement. Un bon test : avant d'acheter une tisane, demandez à la flairer. Si elle a perdu son arôme, ne l'achetez pas.

À noter : cette situation est une spécificité française. La profession d'herboriste existe sous des formes diverses chez la plupart de nos voisins. N'hésitez donc pas à faire vos achats au gré de vos déplacements, muni d'un bon dictionnaire ou, mieux, du nom botanique latin des plantes que vous souhaitez acquérir, qui est identique dans tous les pays.

Dans une pharmacie

Suivant les officines et le goût de leur propriétaire pour les tisanes, vous en trouverez un plus ou moins grand choix. La plupart des pharmaciens peuvent néanmoins commander la plante que vous désirez dans un délai assez bref. Quant à vous conseiller... Là encore, tout dépendra de l'intérêt personnel que votre fournisseur porte aux tisanes. En effet, nous l'avons dit, l'étude des simples n'occupe qu'une très faible place dans le cursus universitaire pharmaceutique.

Dans un magasin de produits naturels

Généralement bien approvisionnés et affiliés à des fournisseurs capables de vous procurer sur commande les produits de votre choix, ils présentent d'excellentes garanties. Veillez simplement, encore une fois, à choisir un magasin fréquenté, de manière à acheter des ingrédients aussi frais que possible.

Vous y trouverez aussi des tisanes ayurvédiques de qualité (et fort savoureuses).

Au marché ou chez votre marchand de légumes

Pas la peine d'aller dans une pharmacie pour acheter un bouquet de persil, un pied de basilic ou une botte de thym ! Renseignez-vous simplement – avec tout le tact requis, bien entendu – sur les fournisseurs de votre détaillant et sur les modes de culture et de production adoptés par ses fournisseurs. Les plantes employées pour préparer une tisane doivent en effet impérativement être issues de l'agriculture biologique et avoir été cultivées à l'abri de la pollution. Choisissez donc de préférence un marché bio ou un détaillant bio ou, mieux encore, un détaillant bio vendant sa propre récolte.

Sur un marché spécialisé

Si vous cherchez une plante exotique, vous la trouverez plus facilement sur un marché dont les produits sont originaires de la même région que votre tisane préférée. Faites cependant preuve de vigilance et n'achetez pas n'importe quoi sous prétexte que c'est joli, que cela sent bon, que cela porte un joli nom ou que le marchand vous l'a recommandé : on ne doit *jamais* acheter, et encore moins consommer, une tisane qu'on ne connaît pas. Les mêmes précautions s'imposent dans les herboristeries exotiques.

« Moin ni la potiqué créole »
(« J'ai des remèdes créoles ».),
crient les marchands de simples
qui parcourent les villes
et les campagnes antillaises.

Dans les supermarchés et hypermarchés

Ne dédaignez pas les tisanes vendues en grande distribution, en général fraîches (car le magasin jouit d'un débit plus important) et d'une qualité irréprochable.

À la ferme

À la campagne, vous pouvez vous approvisionner directement chez des producteurs qui utilisent des méthodes de production entièrement naturelles. Mais ne vous leurrez pas : ce sont encore des oiseaux rares et « de la ferme » n'est nullement synonyme de bio.

Via Internet

De nombreux sites proposent un grand choix de plantes (ces herboristeries « virtuelles » sont sans doute les mieux approvisionnées de toutes !), mais la plus extrême prudence s'impose, car ce mode de vente n'offre aucune garantie : vous ne pouvez pas vérifier les conditions de production et de conservation des plantes... ni même si l'on vous a bien adressé la variété commandée. Cela ne signifie pas qu'il faille totalement rejeter cette solution. Il existe aussi des sites sérieux proposant des produits de qualité. Recherchez notamment les producteurs bio et les sites exploités par les communautés quakers, pionnières de la production de masse de plantes aromatiques et médicinale depuis le XIXe siècle, qui connaissent bien leur affaire.

Un dernier conseil :
ne vous montrez pas radin !
Une plante de bonne qualité
a été cultivée avec amour et de manière
semi-artisanale, ce qui accroît
obligatoirement son prix
de vente.

Comment ?

Plantes fraîches ou séchées, en feuilles ou en sachets : que choisir ? Là encore, gardez l'esprit ouvert. Contrairement à une idée reçue, les plantes fraîches ne sont pas toujours l'ingrédient de base idéal pour préparer une tisane. La plupart des plantes se prêtent en effet mieux à cet usage une fois séchées. Une exception : les plantes aromatiques à usage culinaire telles que le persil, le cerfeuil ou l'estragon, qui supportent mal la dessiccation.

Achetez-les de préférence à un détaillant féru de culture biologique et lavez-les avec soin avant de les utiliser, pour éliminer toute trace d'impuretés. Rappelons qu'un aliment biologique est normalement vierge de pesticides et d'engrais chimiques... mais pas nécessairement propre comme un sou neuf : il peut par exemple conserver des traces d'engrais naturel.

Bien entendu, mieux vaut choisir des plantes séchées entières, mais ne méprisez pas pour autant leurs cousines en sachets, le plus souvent confectionnées avec des plantes d'excellente qualité et cultivées dans des conditions garantissant une sécurité optimale. Encore une fois, mieux vaut un sachet rempli de plantes certes quasi réduites en poussière, mais fraîches et riches en principes actifs, qu'une vieille racine entière ayant séjourné trois ans dans un bocal.

Les mélanges de plantes prêts à l'emploi sont en général bien étudiés et dosés – et si simples à utiliser. Consultez cependant toujours leur composition afin d'éviter toute mauvaise surprise. Sachez ainsi que, si la plupart des tisanes estampillées « amincissantes » ou « minceur » contiennent effectivement des plantes drainantes visant à améliorer l'élimination des déchets organiques, elles sont en réalité surtout laxatives. N'en abusez donc pas... et n'en attendez pas de miracle !

Attention, en revanche, aux mélanges de plantes exotiques promettant « minceur » ou « tonus » en provenance d'Asie ou d'Afrique, surtout lorsqu'ils ne mentionnent pas le détail de leur composition (ou qu'ils renferment des variétés inconnues au bataillon). On trouve dans certaines de ces préparations des plantes dangereuses que seul un médecin est habilité à prescrire. On ne saura trop rappeler à cet égard le drame survenu en Belgique voici quelques années : une dizaine de femmes sont condamnées aux dialyses rénales à vie pour avoir absorbé une tisane prétendument amincissante mais qui était surtout toxique pour les reins. Les plantes sont des produits actifs et, à ce titre, elles doivent être maniées avec prudence.

> *Petit rappel en forme de mise en garde :* une tisane se confectionne exclusivement avec des plantes – fraîches ou séchées –, et celles-ci ne sauraient en aucun cas être remplacées par d'autres préparations telles que des teintures de plantes ou des huiles essentielles. Ces dernières, extrêmement concentrées et actives, ne doivent en effet être absorbées par voie interne que sur prescription médicale.

Pour les amoureux de la nature et autres amateurs de cueillettes diverses que cette quête du fournisseur parfait frustrerait, il existe évidemment une solution plus proche encore de la nature : récolter ses tisanes soi-même.

LE B.A.-BA DE L'HERBORISATION

> *Avant tout, une précaution de bon sens :* procédez comme pour la cueillette des champignons et ne ramassez que des plantes que vous connaissez afin d'éviter toute méprise funeste. Et, au moindre doute, abstenez-vous.

Si vous souhaitez élargir votre savoir botanique, accompagnez dans ses expéditions un bon spécialiste des plantes ou inscrivez-vous à des cours d'herborisation. Et offrez-vous une flore illustrée de bonne qualité.

Vous apprendrez ainsi qu'on ne récolte pas n'importe quelle partie d'une plante n'importe quand. Suivez ce conseil avisé – en dépit de son style un rien ampoulé – de Dioscoride :

« Il faut aviser sur toutes choses
de cueillir les herbes chacune
en leur saison, et qu'on les garde
comme il appartient ;
car par ce moyen,
elles demeurent en leur vertu,
ou autrement les médicaments
se pourraient abâtarder
en leur opération. »

De fait, la concentration d'une plante en principes actifs varie selon la saison, voire le moment de la journée, et on n'utilise pas nécessairement les feuilles d'une plante : parfois les principes actifs se cachent aussi dans ses fleurs, ses graines, ses fruits, sa racine ou son bulbe, son écorce, ou encore sa sève ou son suc.

Certains thérapeutes, adeptes de la gemmothérapie, emploient exclusivement les bourgeons de plantes (*gemma* en latin) frais, ainsi que les tissus végétaux les plus jeunes, tels que les radicelles ou les secondes écorces, selon eux plus riches en principes actifs.

Où effectuer votre récolte ?

Ne cueillez jamais de plantes dans un champ cultivé ni dans un verger, généralement saturés d'engrais chimiques et de pesticides potentiellement toxiques. Ramassez-les dans un lieu aussi vierge et sauvage que possible. Pensez aussi à éviter le voisinage des routes (risque de pollution par les métaux lourds rejetés par les pots d'échappement), des installations industrielles en tous genres et des pâturages.

Dans les régions infestées par la rage (renseignez-vous auprès des habitants), ne ramassez pas les plantes poussant au ras du sol, susceptibles d'avoir été contaminées par des mictions de renards enragés.

Quand ramasser les plantes ?

La réponse ne va guère vous satisfaire, je le crains : une plante se ramasse lorsqu'elle a atteint sa pleine maturité, ce que le médecin alchimiste du XVIIe siècle Van Helmont appelait le « temps balsamique » : c'est là qu'elle est le plus riche en principes actifs. Voilà qui ne renseignera guère le néophyte, j'en conviens.

En réalité, la plupart des simples se ramassent l'été (d'où la grande tradition des cueillettes de la Saint-Jean, du solstice d'été), à l'exception des rhizomes, des bulbes et autres racines, qui se récoltent plutôt en automne.

Procédez de préférence par temps sec et ensoleillé, surtout pour les feuilles, les fleurs et les graines, car les plantes humides tendent à s'abîmer. Attendez en revanche qu'il ait plu pour arracher les bulbes et les rhizomes : cela vous facilitera la tâche.

Les puristes recommandent plutôt, quand c'est possible, les variétés sauvages, souvent plus riches en principes actifs que leurs cousines cultivées. Veillez aussi à ne pas confondre les variétés officinales avec les variétés ornementales, en général dépourvues de vertus médicinales.

Cueillir les plantes dans les règles de l'art

Faites preuve de modération

Ne prélevez pas trop de plantes dans un périmètre étroit et ne laissez jamais une plante ou un arbre exsangue. Bref, évitez de mettre en péril le fragile équilibre naturel du monde végétal.

Rappelez-vous aussi que certaines espèces sont en voie d'extinction à cause de l'extension des terrains cultivés et du regain d'intérêt du public pour les plantes. On considère que des milliers d'espèces disparaissent ainsi chaque année – principalement dans les forêts tropicales humides, certes, mais aussi chez nous.

Respectez donc la nature et laissez ces variétés croître en paix. Ne brutalisez pas plus les plantes communes : inutile d'arracher une plante entière si vous n'avez besoin que de ses sommités fleuries.

Tâchez de ne pas non plus vous laisser entraîner par la tentation de récolter plus de plantes que vous ne pourriez en consommer en dix ans (cela vous arrivera sans doute la première fois...).

Feuilles et tiges

Suivant la taille des feuilles, on les ramassera une à une ou par tige. En général, les feuilles caduques se cueillent juste avant la floraison, tandis que les feuilles persistantes (comme celles du romarin) se récoltent toute l'année.

Fleurs

Les fleurs se cueillent tôt le matin, mais après que la rosée matinale s'est évaporée. Choisissez des fleurs bien épanouies et procédez avec précaution car elles sont fragiles. Coupez les sommités fleuries une à une.

Graines et fruits

Si c'est la graine d'une plante qui vous intéresse, récoltez des tiges bien fleuries, juste avant que le vent n'éparpille leurs semences.

Les fruits, eux, se ramassent juste mûrs.

Si l'on utilise toutes les parties aériennes de la plante (feuilles, tiges, fleurs et graines), on les récoltera en pleine floraison, pour disposer d'un peu de chaque partie.

Racines, bulbes et rhizomes

Les racines s'arrachent le plus souvent l'automne venu, une fois les tiges et les feuilles de la plante mortes. Une exception : les racines de pissenlit, qui se récoltent au printemps.

Attendez également l'automne pour arracher les bulbes, mais ne tardez pas trop car certains tendent à s'enfoncer dans le sol quand ils sont dépourvus de pousses.

Écorce

Parfois, enfin, vous voudrez uniquement récolter l'écorce d'un arbre. Respectez le rythme de la nature en vous interdisant de blesser un arbre en pleine végétation. Attendez l'automne, époque où la sève commence à descendre, et ne prélevez que de petits morceaux d'écorce.

Sachez que si vous dénudez entièrement un arbre, ou même ne lui ôtez qu'une bande d'écorce faisant tout le tour du tronc, il ne s'en remettra probablement pas.

Sève

La récolte de la sève des arbres fait appel à une technique un peu plus sophistiquée que le simple ramassage de plantes. Il faut inciser profondément l'écorce de l'arbre et disposer un bocal ou un petit seau sous cette entaille. Mon conseil : laissez ce travail aux spécialistes.

Et pour toutes vos cueillettes...

Choisissez toujours des plantes vigoureuses, saines et le plus propres possible. Disposez votre récolte dans un panier, de préférence plat et large, afin d'éviter que les plantes s'écrasent.

À défaut, placez-les dans un sac en papier, mais jamais dans un sac en plastique, qui les empêcherait de respirer et les ferait moisir.

À votre retour chez vous, étalez *immédiatement* votre récolte, même si vous êtes fourbu et n'aspirez plus qu'à vous revigorer devant une bonne tasse de chocolat chaud... ou de tisane.

Si vous attendez, les plantes fermenteront dans votre panier, et votre cueillette sera irrémédiablement perdue : que d'efforts pour rien !

CULTIVER SES SIMPLES

C'est la troisième solution qui s'offre à vous si vous disposez d'un jardin. Certaines plantes médicinales sont en effet ultrasimples à cultiver – et vous serviront de surcroît aussi d'aromates culinaires.

L'art du jardin médicinal médiéval

Au Moyen Âge, toutes les abbayes possédaient un « jardin de santé » *(hortus sanitatis)* mêlant épices et herbes aromatiques. Le premier du genre fut sans doute celui du monastère italien du mont Cassin, en Italie, fondé au VIe siècle, et c'est celui de l'abbaye de Saint-Gall, en Suisse, qui inspira à Charlemagne ses capitulaires ordonnant de créer les jardins impériaux. On notera avec intérêt qu'une idée similaire était venue un siècle et demi plus tôt à l'empereur de Chine. Au fil des siècles, des conservatoires botaniques devaient voir le jour dans la plupart des pays.

Le jardin d'herbes médiéval était cependant bien plus qu'un rassemblement sommaire de plantes utiles : il relevait de l'œuvre d'art, avec sa disposition en carrés symétriques obéissant à la fois à des considérations pratiques (réunir les plantes destinées aux mêmes usages) et esthétiques. Dans les régions au climat plus rude, les moines intercalaient carrés de plantes et dalles de pierre, ces dernières retenant la chaleur et créant un véritable microclimat. Malheureusement, rares sont les jardins en damier ayant survécu jusqu'à nos jours.

Cela dit, même les plus grands monastères ne pouvaient cultiver tous les simples nécessaires à leurs besoins thérapeutiques, si bien que les moines herborisaient aussi dans les collines alentour.

Si vous disposez d'un grand jardin, de temps libre et de patience, pourquoi ne pas essayer de créer votre propre *hortus sanitatis ?* Commencez modestement par quatre ou cinq carrés, entourés ou non de dalles, en vous rappelant que l'on recommande en général de consacrer chaque carré à un type de plantes : calmantes, digestives, etc.

Un jardin d'herbes plus banal

Pour ceux que la dimension zen du jardin médiéval n'attire guère, mais qui souhaitent néanmoins faire pousser quelques plantes médicinales, des méthodes plus ordinaires suffisent amplement.

Planter un jardin d'herbes suppose d'habiter la campagne – et encore, pas n'importe où. Il n'est en effet pas envisageable de cultiver des simples en ville, à cause des émanations de plomb des pots d'échappement et de la pollution ambiante. Gardez à l'esprit qu'une plante hébergée sur le rebord de votre fenêtre sera toujours dix fois moins bio – même si vous ne lui administrez aucun traitement chimique – que sa cousine issue d'un élevage de bonne qualité (que cela ne vous empêche cependant pas de conserver un pot de menthe ou de basilic dans votre cuisine).

Vivre en pleine nature rend les choses plus faciles. Veillez toutefois au grain, car, dans les régions d'agriculture intensive, votre potager risque de « bénéficier », à l'insu de tous, des traitements infligés aux champs avoisinants, ce qui rendrait ses produits impropres à la consommation médicinale. La prudence s'impose donc. Avouons que mieux vaut le plus souvent s'en remettre aux professionnels de la culture des simples, qui, eux, prennent toutes les précautions qui s'imposent.

Ceux qui habitent une région privilégiée à l'abri

des nuisances industrielles du IIIe millénaire peuvent tenter l'aventure en suivant ces quelques conseils de base :

– Cultivez vos plantes médicinales dans un coin du jardin ensoleillé et point trop éloigné de la cuisine (pour des raisons pratiques).

– Tenez compte des cycles de vie des plantes (certaines sont annuelles, d'autres bisannuelles ou encore vivaces), de manière à disposer celles qu'il faut remplacer régulièrement à portée de main.

– Prenez en considération le climat de votre région : toutes les plantes ne poussent pas sous tous les cieux. Rassurez-vous, vous jouirez cependant toujours d'un vaste choix parmi les variétés les plus courantes.

– Ne vous compliquez pas la vie avec des semis et des repiquages, sauf, bien entendu, si vous avez réellement la « main verte » ; achetez plutôt des plants de bonne qualité.

– Choisissez des espèces robustes et de culture facile : anis, basilic, menthe, persil, cerfeuil, thym, marjolaine, hysope, fenouil, etc. Et, pour assurer le succès de vos plantations, n'hésitez pas à recourir à des « trucs » éprouvés, comme celui-ci :

Il faut toujours jurer pendant qu'on sème le persil. On dit aussi qu'il ne fleurit que si « la dame de la maison est le maître ». À bon entendeur - ou entendeuse...

– Évitez d'utiliser une tondeuse à gazon à essence à proximité de vos plantations (toujours à cause des émanations de plomb).

– Bien évidemment, bannissez pesticides et engrais chimiques. Si une maladie ou une nuée d'insectes s'abattent sur vos cultures, combattez-les par des moyens naturels. Pour lutter contre les pucerons de manière écologique, invitez des coccinelles à s'établir dans votre jardin. On peut aujourd'hui en commander auprès d'éleveurs, qui vous adressent une boîte de ces précieuses locataires par Chronopost. Et, pour ce qui est du désherbage, vous pouvez toujours tenter de réinstaurer dans votre région l'ancienne coutume de l'herbillage (ou herbillonnage), qui consistait à faire désherber ses champs de céréales contre un paiement en nature consistant en herbes recueillies, dont les herbilleurs nourrissaient leurs bêtes...

– Comme certaines espèces s'aiment, tandis que d'autres se détestent, étudiez soigneusement la répartition de vos plants. La composition des jardins ayurvédiques est essentiellement fondée sur ces associations d'essences amies.

– Enfin, efforcez-vous de contenir l'enthousiasme des multiples plantes sauvages trop amicales et enclines à coloniser votre jardin sans y avoir été conviées, de l'odorant serpolet aux envahissants pissenlits et orties.

CONSERVER SES PLANTES

Le séchage : une étape cruciale

Pour préserver leurs principes aromatiques et prévenir leur oxydation, il faut faire sécher les plantes médicinales rapidement, mais jamais en plein soleil ni en pleine lumière, sauf pour les racines, dont on entamera la dessiccation par une exposition de quelques heures au soleil ou par un bref passage au four.

Disposez votre cueillette dans un endroit chaud, sec et bien aéré tel qu'une pièce ensoleillée munie de stores, une remise ou un grenier bien secs, ou même une armoire chauffante dont vous laisserez la porte ouverte. Attention : n'entreposez jamais de plantes dans un garage, encore une fois à cause des vapeurs d'essence et autres émanations de plomb.

Règles générales

– Ne lavez pas vos plantes (voilà pourquoi il est impératif de ne récolter que des plantes propres). Une exception, cependant : les racines, que l'on nettoiera avec soin immédiatement après le ramassage.

– Ne les superposez pas : elles sécheraient mal et risqueraient de moisir. Pensez à les retourner régulièrement pour qu'elles se déshydratent de manière harmonieuse.

– Comptez six jours de séchage si la température est clémente (plus de 20 °C). Surveillez-les, car des plantes laissées trop longtemps à l'air libre s'éventent et se décolorent. Si, en revanche, vous les rangez avant qu'elles aient complètement séché, elles moisiront. Pour vérifier leur degré de dessiccation, prenez-en une pincée ou, s'il s'agit de racines ou d'écorces, cassez-en un petit morceau, et écrasez-les entre vos doigts. Ils doivent s'effriter aussitôt.

Entrons dans les détails

Plantes entières et feuilles

Suspendez vos plantes entières en bouquets la tête en bas. Les grosses feuilles ramassées une à une seront étalées sur un plateau ou sur un torchon. Dès que votre récolte est sèche, détachez délicatement les feuilles de leur tige au-dessus d'un linge ou d'une feuille de papier. Si vous souhaitez aussi utiliser les tiges de la plante, émiettez le tout.

Fleurs

Disposez votre moisson de fleurs sur un plateau ou sur un torchon propre et laissez-les sécher ainsi. Une exception : les fleurs en grappes, telles que la lavande, que l'on fait sécher par bouquets la tête en bas au-dessus d'un linge.

Graines

Les plantes à graines se suspendent elles aussi la tête en bas au-dessus d'un linge ou d'un plateau dans lequel les graines tomberont en séchant. Le processus prend environ quinze jours.

Fruits

Étalez les fruits sur un plateau garni de papier absorbant et pensez à les retourner régulièrement afin qu'ils sèchent de manière harmonieuse. Surveillez-les de près car un seul fruit moisi peut contaminer toute une récolte.

Racines et bulbes

Nettoyez soigneusement les racines pour les débarrasser de tout résidu de terre, coupez les plus grosses en rondelles, puis répartissez-les sur un plateau garni de papier absorbant. Démarrez de préférence ce séchage par un passage au four à feu très doux (30 à 40 °C). Laissez la porte du four entrouverte si votre thermostat ne prévoit pas de température aussi basse. Comptez environ deux heures trente de préséchage pour les petites racines et cinq à six heures pour les plus grosses. Ne faites pas la cuisine pendant ce temps, sinon vos plantes s'imprégneront d'odeurs de cuisson. Laissez-les ensuite à température ambiante. Faites sécher les bulbes sur un plateau ou sur une claie.

Écorces

Brossez vos morceaux d'écorce pour éliminer tout résidu de mousse et de poussière (ne les lavez qu'en cas de nécessité absolue à cause des risques de moisissure), après quoi vous les détaillerez en fragments de 3 à 5 cm, que vous mettrez à sécher sur un plateau.

Stockage et durée de conservation

Transvasez sans tarder le produit de votre récolte dans un bocal hermétique et opaque (en terre, en céramique, en verre fumé, etc., mais jamais en plastique ni en métal) pour que vos simples conservent leur parfum. Éliminez sans pitié les parties noircies ou moisies, ainsi que les racines devenues molles. Ôtez le cœur des plus grosses fleurs et n'en conservez que les pétales.

Étiquetez vos bocaux de manière précise afin de vous rappeler ce qu'ils contiennent (plante et sa provenance) et de ne pas conserver les plantes trop longtemps : pas plus de douze à dix-huit mois.

Les plantes en petites quantités destinées à être consommées rapidement pourront être entreposées dans des sacs en papier.

Placez ces bocaux, ces jarres et ces sacs dans un endroit sec et à l'abri de la lumière.

La surgélation : oui... mais non

Voilà un autre procédé de conservation des plantes, théoriquement idéal puisqu'il présente l'avantage de préserver de manière optimale les propriétés de la plante. Malheureusement, il n'en va pas toujours de même de leur saveur. Mieux vaut donc procéder à l'ancienne et préparer vos tisanes avec des plantes fraîches ou séchées.

L'ART DE LA TISANE

Comme nous l'avons vu, une tisane est une infusion, une décoction ou une macération en général confectionnée avec de l'eau, mais qui fait parfois aussi appel à d'autres supports liquides : vin, lait, bière, vinaigre...

Quelques principes de base

Évitez de préparer vos tisanes à l'avance. Si vous le faites néanmoins, ne les conservez jamais plus de vingt-quatre heures (sauf, bien sûr, si la recette le prévoit) et entreposez-les au frais.

Et sachez qu'il est toujours possible d'édulcorer une tisane avec un peu de miel ou d'en relever la saveur de quelques gouttes de citron.

Les ustensiles

N'utilisez *jamais* de métal (excepté de l'acier inoxydable) pour préparer une tisane – à quelque stade de la préparation que ce soit. Son contact corromprait irrémédiablement votre breuvage.

Il vous faut :

– une bouilloire (pour les infusions) ou une casserole d'émail ou d'inox (pour les décoctions) ;
– une théière (pour les infusions) ;
– une passoire non métallique ;
– une tasse.

Et rien de plus.

Certains vous recommanderaient l'achat d'une balance de précision... Mais il n'est pas question pour nous de jouer les apprentis herboristes et de concocter des préparations au gramme près. Pour préparer les tisanes détaillées dans ce livre, il vous suffira d'une cuillère à soupe, d'une cuillère à café et de vos mains, instruments idéaux pour mesurer une pincée ou une poignée de plante. Rappelons cependant que, pour certaines plantes très actives, notamment les espèces laxatives, une erreur de dosage peut se révéler extrêmement déplaisante, voire dangereuse. Il est donc impératif de respecter *exactement* la dose indiquée (ces plantes ne doivent de toute manière s'utiliser que dans des circonstances exceptionnelles et ponctuelles).

Vous pouvez aussi utiliser une tisanière, tasse munie d'un couvercle et d'un filtre spécialement destinée à la préparation des infusions. À l'origine (au début du XIXe siècle), le mot désignait un pot à infusion que l'on pouvait poser sur une veilleuse afin de garder la tisane chaude tout la nuit.

Le mot tisanière possède aussi un sens plus coquin. En effet, dans le sud des États-Unis, avant la guerre de Sécession, on appelait tisanières les jeunes – et généralement jolies – esclaves chargées d'apporter aux maîtres nubiles leur tisane de sassafras (plante d'ailleurs réputée vaguement aphrodisiaque) d'après-dîner... et plus si affinités.

Le choix de l'eau

Sans même aspirer à frôler les sommets de raffinement atteints par l'érudit chinois amateur de thé Chia Ming, qui en 1368 passa en revue quarante-trois types d'eau, allant de l'« eau gelée d'hiver » à l'« eau de stalactite provenant d'une caverne », afin de déterminer laquelle convenait le mieux à la préparation de son breuvage préféré, force est d'admettre que la saveur d'une tisane et ses bienfaits dépendent grandement de la qualité de l'eau employée pour la confectionner.

Dans les grandes villes, l'eau du robinet est certes saine, mais bien éloignée de l'état de nature car filtrée, purifiée, ozonisée, chlorée, etc. Elle est également souvent riche en calcaire, qui fait durcir les plantes et entrave la libération de leurs principes actifs. Si vous habitez un immeuble ou un bâtiment ancien, il est en outre probable que l'eau qui coule de vos robinets a transité par des canalisations en plomb. Pour ne pas absorber de ce métal, faites toujours couler l'eau pendant soixante secondes avant de la boire ou de la verser dans une casserole.

Bref : l'eau des villes ne convient guère aux tisanes. N'utilisez pas non plus d'eau de pluie, hélas très polluée. Préférez une eau de source en bouteille ou une eau faiblement minéralisée (attention : beaucoup d'eaux minérales de consommation courante sont très calcaires et donc peu adaptées aux tisanes).

Infusion

C'est la tisane la plus simple de toutes : un simple thé aux plantes. On verse de l'eau frémissante – et non bouillante car la vapeur ferait s'évaporer les huiles essentielles – sur la plante, puis on laisse infuser pendant quelques minutes à couvert, toujours pour préserver ses principes volatiles. Filtrez à travers une passoire non métallique au moment de servir. Une infusion peut se boire chaude ou froide.

Si on la prépare généralement avec des feuilles ou des fleurs, on peut aussi, dans certains cas précis, choisir la pulpe d'une plante médicinale mixée à l'aide d'un robot ménager ou d'un mixer, puis filtrée à travers un linge ou une passoire non métallique (comptez un seau de plante fraîche pour un petit verre de jus). Puis on ajoute de l'eau chaude au jus obtenu.

Dosage moyen : en général 3 cuillerées à soupe de plante séchée ou 1 poignée de plante fraîche par litre d'eau.

Temps d'infusion habituel : 10 minutes pour les fleurs, 20 minutes pour les feuilles, et 30 minutes pour les racines.

Bien entendu, il ne s'agit là que d'indications générales, susceptibles de varier en fonction des recettes et du résultat recherché.

Décoction

Cette méthode permet une extraction plus complète des principes actifs. Elle s'utilise plutôt pour les matériaux durs et résistants tels que les racines, les écorces et les fruits. Notez que l'on doit toujours concasser, piler ou moudre ceux-ci avant de les utiliser.

Plongez les plantes dans l'eau froide et portez le mélange à ébullition, puis laissez-le mijoter le temps indiqué (le mot décoction vient du latin *coquere*, cuire) à couvert afin d'éviter l'évaporation des principes actifs volatils. Filtrez avant de servir. Une décoction peut se boire chaude ou froide et se conserve vingt-quatre heures au frais.

Dosage moyen : 3 cuillerées à soupe de plante séchée ou 1 poignée de plante fraîche pour 75 cl d'eau, que l'on laissera réduire d'un tiers afin d'obtenir 50 cl de breuvage.

Temps de cuisson moyen : le plus souvent 15 à 30 minutes, mais il peut atteindre plusieurs heures. Cette étape est parfois suivie d'un temps d'infusion supplémentaire.

Encore une fois, il ne s'agit là de que d'informations indicatives.

Bouillon

C'est une décoction de plantes entières que l'on boit chaude et sans la passer : c'est la version archaïque de la tisane !

Décoctions chinoises

En Chine, on absorbe le plus souvent les tisanes sous forme de décoction. Les formules retenues sont beaucoup plus concentrées que celles qui prévalent en Occident : on compte jusqu'à 3 poignées de plante séchée pour 1 litre d'eau, qu'on laisse réduire de moitié, voire des deux tiers. Cela donne souvent une préparation quasiment imbuvable, plus proche de la soupe que de la tisane (il arrive d'ailleurs que l'on consomme les plantes cuites avec le liquide, comme un potage aux herbes). Dans les cas extrêmes, on dilue la mixture filtrée avec un peu d'eau bouillie pour la rendre plus comestible.

Les préparations comprennent en général entre deux et vingt plantes, préalablement moulues de manière à obtenir une poudre végétale.

Macération

Cette troisième méthode, moins usitée, convient pourtant mieux à certaines racines, comme celle de la valériane.

On verse 50 cl d'eau froide sur 3 cuillerées à soupe en moyenne de plante séchée et on laisse le tout macérer une nuit dans un endroit frais. On filtre ensuite à travers une passoire non métallique avant de boire le fruit de l'opération.

On peut également faire macérer les plantes dans toutes sortes d'autres liquides, notamment de l'huile ou de l'alcool, mais il ne s'agit plus alors de véritables tisanes.

Autres modes d'utilisation des tisanes

Le plus souvent, une tisane se boit, mais elle peut aussi s'employer de diverses manières par voie externe.

Fumigations

Pratiquer une fumigation consiste à préparer une décoction de plante, assez concentrée, puis à la laisser bouillir à découvert dans une pièce, en principe pour la désinfecter ou pour en chasser les relents déplaisants.

Inhalations

Nous les connaissons tous. Il s'agit de respirer les vapeurs d'une infusion ou d'une décoction, habituellement dans le but de dégager et d'apaiser les voies respiratoires. Pour ce faire, on utilise soit un ustensile spécialement conçu à cet effet, un inhalateur, soit un simple bol et une serviette assez grande pour former une tente au-dessus du bol. C'est également excellent pour le teint, nous le verrons.

Fomentations et compresses

Dans les deux cas, on applique sur une partie du corps endolorie ou congestionnée un linge trempé dans une infusion ou une décoction chaude. Pour une fomentation, on recouvre le tout d'une serviette chaude ou d'une ceinture de flanelle.

Bains

Un bain banal peut se transformer en soin curatif ou cosmétique par la simple adjonction d'une dose de tisane appropriée. On préparera 3 litres d'infusion ou de décoction très concentrée (3 poignées par litre) à ajouter dans un bain chaud (38 °C). Il est recommandé de barboter pendant quinze à vingt minutes dans ce mélange. Après les plus actifs de ces traitements, on se reposera pendant une demi-heure au chaud et au calme.

III

Les vertus médicinales des tisanes

La tradition médicale réserve, on l'a vu, une large place aux plantes. Il faut bien dire que, jusqu'à l'avènement de la chimie moderne, les thérapeutes de tout poil, du plus savant médecin au plus rustique guérisseur, ne disposaient pas de beaucoup d'autres outils pour soulager leurs patients. Les hôpitaux d'antan prévoyaient même une salle spéciale appelée « tisanerie », dévolue à la confection de ces breuvages.

« Et les plantes
au service de l'homme. »
(Psaumes, 104, 14)

De ces dernières, l'homme a fait un usage très ancien tant comme épices ou adjuvants alimentaires que sous forme de tisanes. Rappelons que, jusqu'au XVIIe siècle environ, la cuisine et la diététique sont presque indissociables et que les préparations culinaires visent avant tout à permettre à l'organisme de digérer au mieux les plats ingurgités. De leur côté, les tisanes, qui permettent « d'absorber » les vertus d'une plante presque sans effort, ont de tout temps occupé une place à part dans la pratique médicale.

Aujourd'hui, celles-ci s'inscrivent davantage dans une approche thérapeutique préventive et holistique que simplement curative. On cherche avant tout à stimuler et à rééquilibrer l'organisme afin de l'aider à se maintenir en pleine forme pour lutter contre les atteintes bactériennes et virales.

Comme l'écrivait déjà le Chinois Chi Po, deux mille cinq cents ans avant Jésus-Christ : « Prendre une médecine seulement quand tu es malade, c'est comme creuser un puits seulement quand tu as soif – n'est-ce pas déjà trop tard ? »

Le thé *mu*, pilier du régime macrobiotique, participe de la même démarche. Composé de seize plantes japonaises douces et non excitantes, dont la pivoine, le cyprès, la réglisse et le chardon, il vise surtout à rééquilibrer les énergies corporelles afin de combattre la fatigue. En ce sens, les tisanes se distinguent fondamentalement des médicaments modernes, qui, eux, agissent sur un symptôme spécifique de manière puissante et ciblée, dans le but d'obtenir la guérison, ou du moins un soulagement rapide. Aucune tisane ou presque n'est capable de les égaler sur ce plan. Les breuvages médicinaux s'attaquent en effet au mal de manière beaucoup plus globale en aidant l'organisme à le contrer au mieux. Les tisanes ne produisent souvent d'action palpable qu'au bout de trois à cinq jours ; c'est pourquoi on les administre souvent en cures de dix jours (les cures phytothérapiques de printemps durent pour leur part jusqu'à vingt et un jours).

En cas d'affection aiguë ou grave, force est donc de constater que les praticiens contemporains disposent de médicaments plus efficaces et précis que les simples d'antan. Connaître les vertus des tisanes ne doit pas en effet conduire à négliger les thérapeutiques modernes ! Les plantes peuvent en revanche constituer un précieux traitement de fond et un adjuvant utile aux traitements classiques. Voyons un peu ce que les tisanes peuvent pour nous et comment les utiliser...

AUTOMÉDICATION OU CONSULTATION – ET À QUI S'ADRESSER

Les druides, les sorcières et les guérisseurs d'antan se sont dissous dans le brumes du passé, et les herboristes sont sur le point de les rejoindre au rayon des pièces de musée... Mais nous disposons tout de même aujourd'hui de phytothérapeutes.

Au XIIe siècle, le roi de France Louis VI le Gros (1108-1137) instaure le « Serment des apothicaires craignant Dieu et des herboristes », créant

*officiellement la profession d'herboriste.
Celle-ci devait se perpétuer jusqu'au décret
du 11 septembre 1941, qui la supprima.
Une préoccupation de premier plan
en pleine guerre mondiale...*

Une difficulté de taille se pose à nous car, comme dans beaucoup de professions mal réglementées, le meilleur côtoie le pire. Or, la phytothérapie n'étant pas une science exacte – puisque la teneur en principes actifs d'une plante varie en fonction de son lieu de récolte, de l'exposition, de la saison et du mode de séchage –, elle exige d'autant plus de compétence de la part du praticien.

Sont qualifiés en France pour exercer les médecins titulaires d'un certificat d'études spécialisées (CES) correspondant à trois ou quatre années d'enseignement complémentaire. Hélas, on trouve aussi des soi-disant phytothérapeutes qui ne sont pas plus médecins que vous ou moi et qui, donc, même s'ils connaissent parfaitement les plantes, leurs vertus, leurs dangers et la manière de les employer pour soigner leurs semblables, sont incapables de poser un diagnostic fiable. Et c'est très dangereux.

Voilà une nouvelle « exception française » peu glorieuse, car l'Allemagne forme des naturopathes diplômés *(Heilpartikers)* et l'Angleterre comme l'Australie, des herboristes médicaux – qui ne sont pas obligatoirement médecins. En Chine, la phytothérapie est enseignée dans des hôpitaux spécialisés, tandis qu'au Japon elle fait partie intégrante du système de santé classique. Enfin, aux États-Unis, on forme des médecins naturopathes alliant aux connaissances de leurs confrères allopathes (classiques) la maîtrise des méthodes curatives traditionnelles.

Cela dit, les tisanes sont certainement la forme thérapeutique qui se prête le mieux à une automédication efficace et sans danger. Soyons honnête : il ne vous viendrait sûrement pas à l'idée d'appeler un médecin avant d'avaler un comprimé d'aspirine ou de paracétamol pour calmer un banal mal de tête ou avant de dissoudre un comprimé de citrate de bétaïne ou de bicarbonate dans un verre d'eau dans l'espoir de stimuler une digestion poussive. Si, en revanche vos symptômes persistaient, vous iriez – du moins je l'espère – consulter. Et vous ne traiteriez jamais sans avis médical un syndrome aigu. Appliquez la même méthode aux tisanes, et tout ira bien : pas question d'utiliser de votre propre chef des plantes dangereuses (voir liste p. 238), même si certaines d'entre elles présentent des propriétés médicales reconnues.

Ainsi, la noix vomique, poison violent s'il en est puisqu'on en extrait la strychnine, dont quelques gouttes (moins de 5 centigrammes) suffisent à tuer en quelques heures un homme de 70 kilos, s'utilise pour traiter certaines formes de paralysie et de maux d'estomac, ainsi que comme antidote en cas d'intoxication aux barbituriques.

De même, le curare, dans lequel les Indiens d'Amazonie trempent leurs flèches pour les empoisonner, sert en chirurgie en tant que décontractant musculaire. Si vous avez déjà subi une intervention sous anesthésie générale, vous en avez probablement absorbé sans dommage... tandis qu'une flèche indienne vous aurait immanquablement occis.

Après avoir lu ce chapitre, vous disposerez d'une alternative naturelle et saine à la plupart des médicaments en vente libre et vous en saurez un peu plus long sur l'art et la manière de fortifier votre organisme – afin de le rendre plus résistant aussi bien aux affections saisonnières qu'au stress et aux maladies plus graves – et de soigner vos petits bobos et ceux de votre entourage sans user de drogues chimiques.

Le recours aux tisanes présente un avantage supplémentaire non négligeable : aucun risque que vos chers petits confondent votre camomille ou votre sauge avec des bonbons (comme cela arrive malheureusement avec les comprimés classiques) ou qu'ils dérobent le contenu peu engageant de vos bocaux de plantes, moins attirant qu'un sirop pour la toux dont la couleur et la saveur ont été patiemment élaborées pour leur plaire...

Ce n'est évidemment pas une raison pour laisser vos simples à portée de leurs menottes. Mais c'est en revanche l'occasion idéale d'entamer leur éducation botanique en leur expliquant que toute plante n'est pas obligatoirement « bonne » et qu'on ne doit donc jamais la porter à sa bouche.

Profitez aussi des promenades en famille pour leur apprendre à reconnaître les espèces dangereuses.

MISES EN GARDE

Une plante est une substance active

À ce titre, elle doit être maniée avec précaution. Pas question d'ingurgiter une tisane quotidiennement à tout hasard, pas plus que vous ne le feriez avec un médicament chimique. Pourquoi croyez-vous que le terme drogue a longtemps désigné à la fois un médicament et un stupéfiant ?

Les mots potion et poison
sont dérivés de la même racine et,
dans certains idiomes, comme la langue tzigane,
un mot unique désigne les deux
(ainsi que les plantes médicinales).

Shen Nong, le légendaire « divin cultivateur » chinois, s'était imposé pour mission de tester la flore dans sa totalité, ce qui impliquait de goûter chaque jour soixante-dix nouvelles plantes. Arriva ce qui devait arriver : il finit par rencontrer une espèce particulièrement toxique et en mourut.

N'augmentez pas arbitrairement la dose indiquée

Oui, vous usez d'ingrédients naturels et, en effet, vous obtiendriez sans doute une tisane plus puissante. Seulement, vous risqueriez également des effets indésirables, voire, dans certains cas, de vous rendre malade. Ne négligez donc jamais les recommandations relatives à une éventuelle toxicité de la plante et respectez-en le mode d'emploi.

Sachez aussi que même les plantes les plus inoffensives a priori peuvent occasionner de mauvaises surprises si elles sont maniées à mauvais escient.

Ainsi, une infusion trop concentrée de camomille romaine devient émétique [1] et, à la longue, la tisane de verveine irrite l'estomac.

1. Provoque des vomissements.

Ne mélangez pas les plantes et les médicaments au petit bonheur

Certaines espèces végétales se potentialisent les unes les autres tandis que d'autres s'annulent ou sont carrément incompatibles. De même, certaines tisanes peuvent annihiler ou au contraire accentuer l'action d'un médicament ou d'un traitement médical classique (allopathique) ou homéopathique. Prévenez donc toujours votre médecin lorsque vous suivez une cure de plante, quelle qu'elle soit, ou si vous avez coutume de traiter vos petits ennuis de santé par des tisanes. Même remarque si vous envisagez d'adjoindre quelque breuvage de votre cru au traitement qu'il vient de vous prescrire, cela vous évitera des mélanges « sauvages » de tisanes et de médicaments possédant des propriétés similaires, au mieux, inutiles et au pire, dangereux.

Voici quelques exemples d'interactions entre remèdes phytothérapiques et allopathiques : l'échinacée fait double emploi avec les traitements qui stimulent les défenses immunitaires ainsi qu'avec les médicaments anti-infectieux tels que les antibiotiques, et elle ne fait pas bon ménage avec les corticoïdes prescrits aux asthmatiques ; le ginkgo biloba s'accorde mal avec certains antidépresseurs ; le ginseng ne doit pas être pris conjointement avec d'autres stimulants ; et il faut choisir entre le millepertuis et les antidépresseurs, entre la valériane et les anxiolytiques et autres sédatifs, entre le houblon ou la sauge et les traitements œstrogéniques, etc. Et n'oublions pas que la menthe contrecarre l'effet des médicaments homéopathiques.

De même, les phyto-œstrogènes, très à la mode en ce moment et extrêmement prometteurs, sont tout de même une variété d'œstrogènes et, à ce titre, ils doivent être maniés avec prudence, notamment par les femmes ayant souffert d'un cancer du sein ou de l'utérus ou présentant une prédisposition familiale à ce type d'affection. Comme l'expliqua un jour un médecin britannique à propos d'un « supplément végétal » censé augmenter « naturellement » le volume des seins : soit c'est inefficace et c'est une supercherie... soit cela marche et c'est potentiellement dangereux.

Toutes les tisanes ne sont pas bonnes à avaler

Rappelez-vous aussi que, si certaines plantes ne s'emploient traditionnellement que par voie externe, il existe sans doute une bonne raison à cela. N'oubliez pas qu'au fil des dizaines de millénaires écoulés depuis l'apparition de l'homme sur la Terre, bien des cobayes ont testé avant vous – parfois au prix de leur vie – toutes les plantes possible. Un exemple : l'arnica, excellent contre les contusions, ne s'absorbe jamais par voie interne (sauf à dose homéopathique), car il est toxique.

Prenez des précautions

Les personnes atteintes d'une affection chronique ou suivant un traitement médical doivent faire preuve de la plus grande circonspection avant d'adopter une tisane et toujours demander conseil auparavant à leur médecin.

Les femmes enceintes doivent elles aussi se montrer très prudentes. À quelques exceptions près, les tisanes qui suivent sont interdites aux futures mamans – répétons-le une fois encore : ce sont des substances actives.

N'utilisez pas non plus de tisanes sans avis médical pour les enfants de moins de douze ans (sauf indication contraire). Lorsqu'une plante est autorisée aux enfants, il faut diviser le dosage indiqué par deux (et par quatre pour les enfants âgés de moins de six ans). On ne donne en revanche pour ainsi dire jamais de tisane aux enfants de moins d'un an.

> *Enfin, comme pour tout médicament :* pas d'utilisation prolongée sans avis médical et, si les symptômes persistent, consultez votre médecin.

Quelles plantes ?

La médecine traditionnelle chinoise recense 5 800 plantes médicinales et sa cousine indienne, 2 500. Au moins 800 espèces sont régulièrement récoltées en Afrique tropicale, et presque 300 variétés sont répertoriées par les médecins allemands (l'Allemagne étant actuellement le seul pays occidental qui possède des herbiers officiels). Et il en existe des milliers d'autres seulement connues des guérisseurs locaux un peu partout dans le monde.

Que penser des phytothérapies orientales ? Sont-elle vraiment supérieures aux nôtres – ou seulement plus séduisantes ? L'attrait des thérapies orientales repose souvent en partie sur leur aspect mystérieux – plantes aux noms incompréhensibles, méthodes thérapeutiques exotiques (acupuncture, réflexologie, examen de la langue, moxibustion[1], etc.) –, à telle enseigne que certains patients en mal d'authenticité refusent tout net de consulter un praticien occidental diplômé en médecine chinoise ! Sans doute chacun de nous rêve-t-il en secret de pénétrer, comme Alice dans le film de Woody Allen, dans l'antre de l'énigmatique docteur Yang, qui prescrit à l'héroïne – venue le consulter pour tromper son ennui de bourgeoise new-yorkaise mal mariée – des philtres aussi magiques que farfelus... qui finissent par bouleverser sa vie. N'attendez tout de même pas trop des plantes, fussent-elles orientales, et méfiez-vous des charlatans : veillez à consulter un véritable médecin.

Sachez aussi que la phytothérapie traditionnelle occidentale ne manque pas d'atouts. À en croire les puristes, elle serait même mieux adaptée à nos organismes occidentaux, à notre climat, à nos microbes et virus, en clair, à notre environnement, que ses consœurs exotiques. Et elle possède des lettres de noblesse tout aussi valables, même si elle est un peu tombée en désuétude depuis un siècle, avec l'avènement des médicaments « modernes ».

À nous de la remettre au goût du jour en réhabilitant les tisanes de nos grands-mères.

Les soixante-dix plantes qui suivent ne sont a priori pas dangereuses pourvu que l'on respecte le dosage normal et qu'on les prépare dans les règles de l'art.

1. Technique qui stimule des points énergétiques (identiques à ceux utilisés pour l'acupuncture) grâce à une source de chaleur produite par de petits cônes à combustion lente appelés *moxas* que l'on pose directement sur la peau ou par des sortes de cigarettes d'armoise chinoise que le praticien maintient à proximité de la peau du patient.

Dosages de plantes retenus dans ce chapitre

Pour éviter de fastidieuses pesées, nous adopterons des mesures simples, en volume :

1 cuillerée à café	=	1 pincée = 3 g
1 cuillerée à soupe	=	10 g
1 poignée	=	45 à 50 g
1 grosse poignée	=	70 g

Sauf indication contraire, toutes les recettes qui suivent font appel à des plantes séchées. Si vous souhaitez utiliser des plantes fraîches (vérifiez auparavant que cette modification ne pose pas de problème), doublez la dose indiquée.

70 TISANES DE BASE

Achillée millefeuille
(Achillea millefolium L.)

Elle tient son nom du héros légendaire Achille, qui s'en servait, dit-on, pour panser ses guerriers blessés. *L'Iliade* rapporte qu'il soigna ainsi son ami Patrocle, atteint d'une flèche en pleine cuisse. Chez les Celtes, qui connaissaient bien ses propriétés curatives, la cueillette de l'achillée millefeuille faisait l'objet d'un rituel religieux. Les Chinois apprécient et utilisent eux aussi cette plante depuis les temps les plus reculés. C'est d'ailleurs avec les tiges de l'espèce locale que l'on confectionne les baguettes divinatoires utilisées dans le cadre du

Yi-King. Hippocrate quant à lui la recommandait contre les ulcères.

Partie utilisée : sommités fleuries.
Récolte pendant la floraison (juin-septembre).

Modes d'absorption
Infusion : 1 petite poignée par litre ; laissez infuser 10 minutes.
Décoction : 1 poignée par litre cuite pendant 10 minutes.

Tonique et digestive

En cas de maux d'estomac, prenez chaque jour 2 à 3 tasses d'infusion légère (3 cuillerées à soupe par litre).

Bonne pour la circulation et tous les troubles veineux

Buvez 2 tasses par jour d'infusion entre les repas.

Régularise les règles

Faites une cure d'infusion pendant la dernière semaine du cycle.
L'achillée millefeuille agit aussi avec bonheur contre les effets secondaires indésirables de la ménopause.

Dégage les bronches

Utile en cas de rhume ou de grippe, par voie interne.
En cas de rhume des foins ou d'asthme bénin, une inhalation de tisane de fleurs d'achillée peut soulager.

En usage externe

Prenez des bains additionnés de décoction d'achillée millefeuille (3 poignées pour 3 litres d'eau dans un bain à 37 °C).

Contre les hémorroïdes, appliquez cette décoction en compresses.

Pour bénéficier de son pouvoir cicatrisant, appliquez-la en compresses ou en lotion contre l'eczéma.

Contre les engelures, on recommande des compresses d'une décoction un peu particulière confectionnée avec 1 grosse poignée de plante et 1 litre de bière, qu'on laisse réduire de moitié à feu doux.

Aneth odorant et fenouil

Ces deux plantes sœurs originaires d'Asie Mineure sont utilisées depuis des millénaires pour traiter des ennuis de santé aussi divers que les maux de gorge, les abcès cutanés, les troubles digestifs et les irritations oculaires, ainsi que comme aphrodisiaques masculins et féminins.

En réalité, toutes deux contiennent de l'anéthol, qui facilite la digestion, et sont riches en provitamine A, en calcium et en potassium.

Aneth odorant
(Anethum graveolens L.)

Déjà utilisé par les anciens Égyptiens, il n'a cessé de l'être depuis lors. Les Grecs et les Romains appréciaient ses vertus roboratives non excitantes. Son nom vulgaire anglais, *dill*, vient d'ailleurs d'un ancien terme qui signifiait calmer.

Partie utilisée : graines, *à employer de préférence fraîches.*

Mode d'absorption
Infusion : 3 cuillerées à soupe par litre ; laissez infuser pendant 10 minutes.

Favorise la lactation

Recommandé aux jeunes mamans allaitantes à cause de son action galactogène (qui favorise la lactation), l'aneth compte d'ailleurs parmi les plantes les plus efficaces à cet égard.

Fenouil
(Foeniculum vulgare Gaertn.)

Il tire son nom du latin *foeniculum*, qui signifie petit foin. Les Romains pensaient qu'il améliorait la vue et les Grecs lui attribuaient des vertus amincissantes. Son nom grec de *marthron* est d'ailleurs dérivé du verbe mincir. Les coquettes du XVIIe siècle s'en abreuvaient dans l'espoir de retrouver leur taille de jeune fille, et certains top-models actuels ne jurent encore que par lui. Il possède en effet une action diurétique et drainante.

Pour les médecins du Moyen Âge, ses graines constituaient une « semence chaude » stimulante, apéritive, digestive, et efficace contre toutes les fièvres. Le fenouil fut aussi – à tort – longtemps considéré comme abortif, mais il ne fait en réalité que régulariser les menstruations.

Parties utilisées : graines ou racine.
Graines : récolte entre août et octobre suivant les régions.
Racine : arrachage à la fin de la première année, sinon elle devient trop ligneuse.

Modes d'absorption
Infusion de graines : 1 cuillerée à café à 1 cuillerée à soupe par litre ; laissez infuser pendant 10 minutes.
Infusion de racines : 3 cuillerées à soupe par litre cuites pendant 20 minutes.

Excellent pour la digestion

Pour vous assurer une digestion sereine, buvez une infusion de fenouil en fin de repas. Ou, si vous préférez, faites macérer des racines de fenouil dans du vin blanc (3 poignées par litre à laisser reposer pendant 10 jours) et dégustez ce cordial en guise de digestif.

En cas d'indigestion, une infusion de fenouil et de menthe poivrée vous remettra d'aplomb. Cette recette est aussi valable en cas de flatulences (agrémentée ou non d'un peu de coriandre), de diarrhée ou de hoquet.

La tisane de fenouil se révèle également très efficace pour calmer les coliques des enfants et des bébés, et même des lapins, auxquels on en donne en Bretagne.

La médecine chinoise recommande les décoctions de fenouil *(xiao hui)* contre les douleurs abdominales d'origine digestive, les coliques et les « refroidissements » digestifs.

Bon pour les voies respiratoires

Les graines de fenouil s'utilisent contre les affections respiratoires : bronchites, toux, enrouement. Dans ce dernier cas, au lieu de préparer votre tisane à l'eau, plongez 1/2 cuillerée à soupe de graines de fenouil dans une tasse de lait bouillant et sucrez ce mélange avec un peu de miel.

Cette tisane s'utilise aussi en bain de bouche ou en gargarisme contre les inflammations des gencives, les laryngites et les maux de gorge.

Facilite la lactation

Tout comme l'aneth, le fenouil est conseillé aux jeunes mamans qui allaitent.

Diurétique et drainant (racine)

À ce titre, on le conseille pour traiter les troubles de l'appareil urinaire tels que les calculs, l'urée ou la goutte. Il aide à l'élimination des déchets organiques.

Angélique archangélique
(Angelica archangelica L.)

La légende veut qu'elle ait été offerte aux hommes par l'archange Raphaël (ce qui explique son nom) afin de les protéger de la peste. Les Anciens pensaient qu'elle éloignait ce fléau, neutralisait les venins, chassait toutes les toxines du corps, et, d'une manière générale, prolongeait la vie de qui l'utilisait à bon escient, si bien qu'ils l'avaient surnommée racine du Saint-Esprit. Paracelse déclara l'avoir utilisée avec succès pour enrayer l'épidémie de peste survenue à Milan en 1510.

L'angélique est cultivée en France depuis le XIIe siècle. Elle entre dans la composition de célèbres remèdes traditionnels tels que l'Eau de mélisse des Carmes ou le Baume du Commandeur.

Une espèce voisine appelée *dang gui* ou *dong quai, Angelica sinensis,* est abondamment utilisée en médecine chinoise (mais aussi par les phytothérapeutes occidentaux). Il s'agit d'un des plus importants toniques de cette pharmacopée, utilisé pour traiter l'anémie et comme reconstituant pour les jeunes accouchées. On appelle parfois cette variété d'angélique « ginseng des femmes » tant elle est adaptée aux besoins du beau sexe. On dit qu'elle retarderait la ménopause en nourrissant de manière optimale les organes sexuels féminins ; elle se range à ce titre dans la catégorie de plantes facteur de longévité. Sans doute est-ce aussi pour cette raison que certains la veulent aphrodisiaque...

Parties utilisées : tiges, racines, graines fraîches ou séchées.
Les parties supérieures se récoltent en été et la racine, à l'automne de la première année.
Ne confondez pas l'angélique avec la ciguë, qui lui ressemble beaucoup.

Modes d'absorption
Décoction : 3 cuillerées à soupe par litre bouillies pendant 5 minutes puis infusées pendant 10 minutes supplémentaires.
Macération vineuse : 1 petite poignée de tiges par litre de bon vin rouge ; laissez reposer pendant 8 jours.

Attention : l'angélique possède un effet photosensibilisant[1] par ingestion et par contact. Par beau temps, enfilez donc des gants pour la ramasser.

Régularise le cycle menstruel

Faites des cures d'une semaine par mois (la dernière semaine du cycle).

La variété chinoise *(dong quai)* semble plus efficace à cet égard. On la recommande notamment pour soulager les douleurs menstruelles car elle semble apaiser les contractions utérines.

Il semble également que le *dong quai* renferme de précieux phyto-œstrogènes.

1. Qui accroît la sensibilité à la lumière.

Digestive

Contre les problèmes digestifs, on préconise l'infusion de plante entière fraîche. La tisane d'angélique semble calmer les spasmes intestinaux et les douleurs des colites. De plus, elle favorise l'élimination de la bile, ce qui facilite la digestion, et elle prévient les gaz intestinaux, l'aérophagie et les ballonnements. Voilà pourquoi on la prescrit souvent en cas de syndrome du côlon irritable.

Elle apaise également les migraines d'origine digestive.

Dégage les bronches

Elle facilite donc la respiration en cas de bronchite ou d'asthme (infusion).

Reconstituante et tonifiante

On recommande aux convalescents de boire chaque jour 2 verres à porto de vin d'angélique (macération vineuse). Ce traitement peut aussi s'employer en période d'épidémie, pour stimuler l'organisme.

Action calmante et rééquilibrante du système nerveux

On associe dans ce cas des infusions de feuilles et des bains agrémentés d'infusion de plante entière (4 poignées par bain).

En usage externe

En compresses pour soulager l'arthrite et les rhumatismes.

Antiseptique, la décoction d'angélique s'utilise aussi pour nettoyer les plaies et blessures superficielles, et en gargarisme contre les affections buccales.

Anis vert et anis étoilé

Anis vert
(Pimpinella anisum L.)

Pythagore lui attribuait des vertus surnaturelles, Hippocrate le recommandait contre la toux et les aigreurs d'estomac, et Théophraste, Dioscoride et Pline en chantèrent tous les louanges. Quant à Charlemagne, il ordonna qu'on en cultive dans ses jardins.

L'anis vert fut un temps considéré – à tort – comme aphrodisiaque.

Partie utilisée : fruit (graines).

Mode d'absorption
Infusion : 1 cuillerée à soupe par litre de graines broyées (au moulin à café, dans un mortier,etc.) ; laissez infuser 10 minutes.

Digestif

Il stimule les sécrétions salivaires et biliaires, ce qui garantit une digestion plus harmonieuse. De plus, son action sur le système neuro-musculaire accroît son efficacité contre les gastralgies et les coliques.

Anti-infectieux

Il stimule la formation de leucocytes (une variété de globules blancs assurant les défenses immunitaires de l'organisme).

Favorise la lactation

Anis étoilé

(Illicium verum Hook.)

Aussi appelé badiane (du persan *badyan,* qui désigne l'anis) et, autrefois, cardamome de Russie, fenouil de Chine ou encore anis de Sibérie.

Partie utilisée : fruit mûr desséché.

Mode d'absorption
Infusion : 3 cuillerées à soupe par litre ; laissez infuser 10 minutes.

Digestif

L'anis étoilé est efficace contre les douleurs d'estomac et intestinales à composante spasmodique.

Favorise la lactation

Armoise

(Artemisia vulgaris L.)

Elle tire son nom du latin *artemisia,* plante d'Artémis, et, comme toutes les plantes patronnées par cette déesse, la Diane chasseresse des Romains, protectrice des vierges et des femmes malades, elle est plus particulièrement vouée à traiter les maux féminins. Hippocrate la recommandait d'ailleurs contre les troubles menstruels.

C'est l'*ermoize* du poète Rutebeuf, longtemps utilisée pour traiter la danse de Saint-Guy et l'épilepsie.

La médecine chinoise utilise une variété locale

d'armoise dans le cadre d'un procédé thérapeutique appelé moxibustion [1].

L'absinthe *(Artemisia absinthium L.)*, proche cousine de l'armoise, lui ressemble beaucoup, tant par son aspect ou sa saveur amère (en grec, son nom, *apsinthion*, signifie « privée de douceur ») que par ses propriétés médicinales.

D'après la mythologie scandinave, elle compte parmi les neuf herbes sacrées données aux hommes par le dieu Odin.

Elle fut utilisée par les médecins de l'Égypte ancienne, puis par les Celtes, les Arabes et leurs successeurs médiévaux, qui la révéraient à l'égal d'une panacée.

On jugeait l'absinthe capable de guérir tous les maux... et même un mauvais caractère !

Pline rapporte que les vainqueurs des courses de quadrige se voyaient offrir une coupe d'absinthe – sans doute, soyons réalistes, s'agissait-il plutôt d'une macération vineuse ou alcoolique que d'une tisane proprement dite – car « la plus belle récompense que l'on puisse accorder est la santé ».

Cette plante connut l'apogée de sa carrière avec la liqueur d'absinthe, la « fée verte » du XIXe siècle, finalement interdite en France, en raison de la substance toxique épileptisante qu'elle contient. On en consomme néanmoins encore dans nombre d'autres pays d'Europe.

1. Voir note p. 79.

Partie utilisée : sommités fleuries.

Mode d'absorption
Armoise : infusion : 2 cuillerées à soupe par litre ; laissez infuser 10 minutes.
Absinthe : infusion : 1/2 à 1 cuillerée à soupe par litre ; laissez infuser 10 minutes.

> *Attention :* ces deux plantes rendent amer le lait des femmes allaitantes.
> L'absinthe étant d'un maniement plus délicat, préférez-lui dès que possible une tisane d'armoise.

Calmantes

L'armoise et l'absinthe combattent efficacement la nervosité par voie interne et sous forme de bains relaxants.

« Pour les nerfs un souverain
remède, l'armoise amère,
la sauge et le souci. »
(Faithfull Shepherd,
Fletcher, 1610)

Régularisent les règles

Prenez-en 2 tasses par jour pendant la dernière semaine du cycle. Vous pouvez aussi en absorber systématiquement pendant la deuxième moitié de votre cycle pour prévenir le syndrome prémenstruel.

En cas de règles douloureuses, préparez plutôt une décoction d'armoise additionnée de gingembre (2 cuillerées à café de chaque plante par litre d'eau) ou de capselle bourse-à-pasteur (2 cuillerées à soupe et demie de chaque plante par litre d'eau), que vous laisserez bouillir pendant 5 minutes. L'action antispasmodique de ces breuvages apaisera vos spasmes utérins.

Ces plantes se montrent aussi précieuses pour traiter les troubles liés à la ménopause, ainsi que pour faciliter le retour de couches. Dans ce cas, on entamera une cure de tisane d'armoise un mois après l'accouchement, si l'on n'allaite pas ; autrement, on attendra la fin de la période de lactation car l'armoise, on l'a dit, communique au lait maternel une saveur amère qui ne plaît guère aux bébés.

Digestives

Ces plantes amères exercent une action tonifiante qui combat la paresse digestive et le manque d'appétit. Elles stimulent en outre la vésicule biliaire et soulagent les patients souffrant de gastrite ou de problèmes hépatiques.

Elles sont également très efficaces pour calmer les vomissements, et comme traitement préventif du mal des transports.

En usage externe

Nettoyage des plaies superficielles et des ulcères cutanés.

Compresses sur les contusions et les piqûres d'insectes. Ces tisanes soulagent aussi très efficacement les démangeaisons dues à la gale.

Aubépine
(Crataegus oxyacantha L.)

Son nom provient du latin *alba spina,* épine blanche. Plante sacrée des Grecs et des Romains, c'est l'« épine de mai » des romans chevaleresques, support des anciens cultes de la déesse-mère, plantée sur la mythique île d'Avalon/Glastonbury en guise de symbole de l'union de l'ancien monde et du nouveau, celui de la chrétienté. Le roi Arthur reposerait pour l'éternité (ou moins si le monde a de nouveau besoin de lui) dans ce sanctuaire que noient les brumes du temps. Selon la légende, seuls les initiés pouvaient l'atteindre ; les autres ne trouvaient que le monastère de Glastonbury, tout de même flanqué d'un buisson d'aubépine.

On dit aussi que le buisson ardent de la Bible était une variété locale d'aubépine et que ses branches auraient servi à tresser la couronne d'épines du Christ. Tout cela fait de cette essence la plante protectrice par excellence, révérée par les peuples moyenâgeux.

L'aubépine fut aussi chantée par Ronsard dans ses *Odes,* par Bernard Palissy, Clément Marot et George Sand pour sa délicatesse.

La Chine possède une espèce végétale voisine, *chan zha,* utilisée en cas de ballonnements ou de douleurs menstruelles (décoction de baies).

Parties utilisées : sommités fleuries, baies.
Cueillette des sommités fleuries avant l'épanouissement complet des fleurs car celles-ci continuent à s'ouvrir pendant le processus de dessiccation.

Modes d'absorption
Infusion de baies : 2 cuillerées à soupe par litre ; laissez infuser 15 minutes.
Infusion de sommités fleuries : 3 cuillerées à soupe par litre ; laissez infuser 10 minutes.

Décoction de baies : 3 cuillerées à soupe par litre cuites pendant 10 minutes.

Calmante

L'aubépine exerce une action sédative sur le système nerveux central. C'est un rééquilibrant de ce dernier, excellent en cas de spasmophilie, d'hyperémotivité et/ou de troubles du sommeil.

Comme elle ne suscite ni accoutumance ni effets indésirables, on l'utilise pour sevrer les patients dépendants d'un traitement anxiolytique classique (on remplace petit à petit les médicaments par des infusions d'aubépine).

Les femmes de Kabylie,
qui croient l'aubépine capable
d'adoucir l'humeur d'un époux violent,
en mélangent subrepticement
au thé à la menthe
rituel du butor.

Bonne pour le cœur

L'action positive des sommités fleuries sur le cœur est connue depuis le XIXe siècle. On sait aujourd'hui qu'elles contiennent des flavonoïdes antioxydants qui améliorent l'élasticité des artères et la microcirculation, et semblent exercer une légère action solvante sur les plaques d'athérome déposées sur les parois artérielles.

L'aubépine agit sur le cœur comme un tonique, régularisant le rythme de ses battements et réduisant les palpitations. Les tisanes d'aubépine possèdent en outre une action hypotensive démontrée depuis les années trente. Faire des cures préventives de tisane d'aubépine peut donc se révéler une excellente idée pour les personnes issues de familles collectionnant les troubles cardio-vasculaires.

Fébrifuge et anti-infectieuse

Les infusions d'aubépine font baisser la fièvre et, prises en gargarisme (infusion concentrée de baies : 1 poignée par litre), elles soulagent efficacement les angines.

Diurétique et astringente

Ses baies diurétiques et astringentes s'utilisent en infusion ou en décoction en cas de diarrhée ou de règles trop abondantes.

Bardane

(Arctium lappa L.)

Son nom vulgaire vient du latin *barrum* (qui signifie boue) parce qu'elle pousse volontiers dans les décombres, et son nom savant dérive du grec *arctos*, qui signifie ours, en référence à ses fleurs hirsutes, et *lappa*, saisir car elle possède des excroissances crochues.

Dioscoride l'utilisait comme topique[1] et Columelle l'indiquait contre les morsures de serpent. Au cours de la Renaissance, on l'utilisa pour tenter de traiter la syphilis (elle en aurait débarrassé le roi de France Henri III – ce dernier en était bien atteint,

1. Médicament qui agit sur le point où il est appliqué.

mais en guérit-il réellement ?) et, au XVIIIe siècle, contre la goutte.

Parties utilisées : toutes les parties de cette plante sont utiles et efficaces, mais on se contente le plus souvent de sa racine, que l'on emploie de préférence fraîche. Récolte en octobre et séchage à l'ombre.
La médecine chinoise préfère pour sa part recourir aux graines de bardane, qu'elle appelle *niu bang zhi*, et qu'elle prescrit en décoction contre les rhumes accompagnés de fièvre, de maux de gorge ou de toux.

Modes d'absorption
Infusion : 1 cuillerée à soupe et demie à 1 poignée par litre ; laissez infuser 20 minutes.
Décoction : 1 grosse poignée par litre cuite pendant 10 minutes.
On en boira 2 ou 3 tasses par jour (plus si on recherche une action diurétique).

Diurétique et dépurative

La bardane aide à éliminer les toxines rénales et hépatiques.

Contre les calculs rénaux, on recommande 3 tasses par jour de décoction à 3 cuillerées à soupe par litre, cuite 5 minutes et infusée pendant 10 minutes supplémentaires.

Excellente pour les diabétiques

Elle favorise en effet la régulation du taux de glycémie.

En usage externe

En cas de démangeaisons ou de prurit, lavez les parties atteintes avec une décoction (2 poignées par litre) cuite pendant 15 minutes et infusée 10 minutes supplémentaires. Ce traitement convient aussi à la plupart des affections cutanées (furoncles, eczéma, acné, mycoses, etc.). La racine de bardane renferme en effet des actifs bactéricides et fongicides.

On utilise aussi la décoction de bardane pour soigner l'érythème fessier et les croûtes de lait des bébés.

Basilic

(Ocimum basilicum L.)

Cette plante originaire de l'Inde était dans son pays une herbe sacrée consacrée à Vishnou et à Krishna. Sa haute réputation devait la suivre lorsqu'elle émigra vers l'Europe, *via* le Proche-Orient, puisque son nom est dérivé du grec *basilikos*, qui signifie royal.

Dioscoride déconseillait cependant très vivement de l'absorber par voie interne et lui-même s'y refusait absolument, peut-être parce que la plante était à l'époque associée aux cérémonies funéraires.

Au XVIIe siècle, il restait encore outre-Manche quelques herboristes peu éclairés pour affirmer que le basilic faisait « naître des scorpions dans le cerveau » !

Pline, qui ne partageait pas les préventions de Dioscoride, le recommandait aux épileptiques et conseillait une macération de basilic dans du vinaigre en cas d'évanouissement.

Le basilic s'emploie en médecine, et en cuisine dans le monde entier, y compris en Afrique tropicale. C'est le *tulsi* de la médecine ayurvédique, utilisé aussi bien contre les morsures de serpents, comme tonique général, contre les refroidissements et la toux que contre les problèmes cutanés et les maux d'oreilles.

En Europe aussi, on l'employait autrefois pour traiter des affections aussi diverses que l'hystérie, les crises nerveuses et les irritations cutanées. Les médecins d'antan en administraient même une infusion aux accouchées pour favoriser l'expulsion du placenta.

Parties utilisées : feuilles et sommités fleuries.
Récolte avant la floraison.

Mode d'absorption
Infusion : 2 cuillerées à soupe par litre ; laissez reposer pendant 10 minutes.

Favorise la digestion

Les infusions de basilic se révèlent excellentes contre tous les petits embarras digestifs tels que l'aérophagie, le météorisme (flatulences) ou les brûlures d'estomac, ainsi que le maux de tête d'origine digestive. Le traitement habituel est de 2 tasses par jour après les principaux repas.

La plante possède en effet une action antispasmodique et antinauséeuse. En cas de vomissements, on préparera une infusion plus concentrée (1 poignée par litre). On recommande le même traitement, cette fois à titre préventif, contre le mal des transports.

Exerce une action apaisante sur le système nerveux

Les personnes nerveuses tireront le meilleur parti d'une petite cure de basilic, qui calme les spasmes et rééquilibre le système nerveux (2 tasses par jour pendant 10 jours). Il fait également merveille contre les migraines d'origine nerveuse et améliore la résistance de l'organisme au stress et à la fatigue.

Pour favoriser le sommeil, prenez une tasse d'infusion au coucher.

Le basilic semblerait aussi exercer une action positive sur les états dépressifs.

Favorise l'allaitement

Boire après chaque repas une tasse d'infusion stimule la lactation.

En usage externe

Contre les aphtes : les badigeonner à l'aide d'un Coton-Tige imbibé de décoction concentrée de basilic (2 poignées par litre cuites pendant 15 minutes).

Boldo

(Peumus boldus Mol.)

Les Indiens de la cordillère des Andes, qui l'appellent *boldu,* apprécient depuis des millénaires ses vertus digestives. Au Chili, les praticiens traditionnels et un nombre croissant de leurs confrères « modernes » prescrivent son écorce contre les affections hépatiques et celles des voies génito-urinaires.

Parties utilisées : feuilles, écorce.

Modes d'absorption
Infusion : 1/2 à 1 cuillerée à soupe par litre ; laissez infuser 10 minutes.
Macération : 30 g par litre de vin ; laissez reposer pendant 24 heures.

Stimule les fonctions digestives

Le boldo augmente la sécrétion de salive et de bile, favorisant ainsi le fonctionnement de la vésicule biliaire et l'évacuation d'éventuels calculs.

Dépuratif

Il désencombre le foie et aide à éliminer l'urée.

Bouillon-blanc

(Verbascum thapsus L.)

Le croiriez-vous, cette plante tire son nom de son emploi en tisane, c'est-à-dire, jadis, en bouillon ! Voilà une belle preuve de l'ancienneté de son entrée dans la pharmacopée populaire. Sachez qu'on l'appelle aussi parfois molène (de *mol*, mou) à cause de la consistance de ses feuilles.

Dioscoride recommandait le bouillon-blanc contre les piqûres de scorpion, les affections oculaires, les maux de dents, les angines et la toux. Pline, lui, se borne à noter son action sur les lésions et les irritations pulmonaires. Au XIIIe siècle, sainte Hildegarde de Bingen la prescrit contre l'enrouement.

Par la suite, la plante demeura longtemps employée pour traiter la toux (elle entre dans la composition de la traditionnelle « tisane des quatre fleurs [1] ») et – avec un succès plus mitigé – la tuber-

1. Recette de la tisane des quatre fleurs
Pour 1 litre d'eau bouillante :
1 cuillerée à soupe de bouillon-blanc
1 cuillerée à soupe de pétales de coquelicot
1 cuillerée à soupe de mauve
1 cuillerée à soupe de tussilage
Laissez infuser toutes ces plantes pendant 10 minutes et vous obtiendrez une tisane revigorante, de surcroît excellente en cas de mal de gorge ou d'affection respiratoire.

culose. En Irlande, on employait pour ce faire une décoction de feuilles fraîches de bouillon-blanc dans du lait (lui aussi supposé bon pour les tuberculeux).

Parties utilisées : feuilles et fleurs.
Fleurs : récolte lors de la floraison.
Feuilles : récolte la deuxième année, avant la floraison.

Modes d'absorption
Décoction de feuilles : 1/2 à 1 poignée par litre cuite pendant 10 minutes.
Décoction de fleurs : 3 cuillerées à soupe à 1 grosse poignée par litre cuites pendant 10 minutes.

> Filtrez avec soin votre infusion ou votre décoction à travers une passoire fine ou un linge afin de la débarrasser des poils issus du calice et des étamines, potentiellement irritants pour la gorge et le tube digestif.

Calme la toux

Le bouillon-blanc apaise la toux associée aux bronchites et à l'asthme et, plus généralement, les problèmes respiratoires. Il exerce de surcroît une action expectorante.

Ses mucilages adoucissants ainsi que ses substances antimicrobiennes, anti-inflammatoires (harpagosides) et antalgiques en font l'adjuvant idéal du traitement des affections respiratoires telles que les bronchites aiguës ou chroniques et les trachéites.

L'infusion de feuilles, sudorifique, agit également contre les symptômes de refroidissement et la fièvre qui accompagnent parfois la toux.

Si vous avez la gorge enrouée, essayez cette

recette toujours d'actualité d'Hildegarde de Bingen : gargarisez-vous avec une décoction de fleurs de bouillon-blanc (3 cuillerées à soupe par litre) additionnée de miel.

Apaisant

La tisane de bouillon-blanc favorise le sommeil. Elle calme aussi les colites spasmodiques d'origine nerveuse.

En usage externe

Le bouillon-blanc calme et désinfecte efficacement les plaies superficielles.

En cas de brûlure, tamponnez celle-ci avec une compresse imbibée d'infusion de fleurs.

Si vous souffrez de démangeaisons, de prurit ou d'hémorroïdes, lavez la zone atteinte avec une décoction de feuilles et de fleurs préparée avec de l'eau ou, pour une version plus adoucissante encore, avec du lait.

Bourdaine

(Rhamnus frangula L.)

Son nom nous vient tout droit de l'ancien français et du malsonnant *bourd,* synonyme de bâtard. On l'appela ainsi car elle ressemble à la fois à son cousin le nerprun et à l'aulne. Son nom savant est beaucoup plus élégant puisqu'il est dérivé du verbe latin *frangere,* qui signifie casser, faisant référence à ses rameaux fragiles comme du verre.

Elle est citée pour la première fois au XIVe siècle par l'Italien Pierre Crescenzi. Deux siècles plus tard, son usage médicinal devait être codifié par Matthiole.

Partie utilisée : deuxième écorce (qui se trouve sous l'écorce proprement dite) séchée pendant un an minimum.

> Ne jamais utiliser d'écorce de bourdaine fraîche car celle-ci contient des substances irritantes provoquant des vomissements et des coliques, qui disparaissent au cours du processus de dessiccation.

Mode d'absorption

Décoction : 2 à 3 cuillerées à café pour 50 cl d'eau. Laissez mijoter pendant 20 minutes ; puis refroidir et macérer pendant 5 ou 6 heures. Passez cette tisane, puis buvez-en une tasse un quart d'heure avant les principaux repas.

Pour masquer son goût peu engageant et contrer les spasmes parfois désagéables provoqués par l'ingestion d'une décoction de bourdaine pure, vous pouvez aussi faire infuser la plante dans une tisane de thym, de romarin, de menthe ou de tilleul, dotées de propriétés antispasmodiques.

> Ce traitement ne doit s'utiliser que de manière *occasionnelle* car, à la longue, la bourdaine irrite la paroi intestinale, ce qui provoque une constipation chronique... En outre, maniez cette plante avec prudence, sans dépasser la dose prescrite, car il s'agit d'un produit très actif.
> La bourdaine est réservée à l'adulte et interdite aux femmes allaitantes car ses principes actifs passent dans le lait maternel, purgeant violemment le bébé.

Laxative ou purgative suivant la dose employée

La bourdaine agit en hydratant les selles et en augmentant les mouvements intestinaux. Précisons que cette action mécanique ne rééduque absolument pas l'intestin. Les personnes dotées d'un transit paresseux peuvent donc se purger occasionnellement grâce la bourdaine, mais pour un effet à long terme mieux vaut privilégier une alimentation riche en fibres et éventuellement une cure d'ispaghul (voir p. 150).

Bourrache

(Borrago officinalis L.)

Elle fut probablement apportée d'Afrique au Moyen Âge car elle ne figure par dans les ouvrages médicaux anciens. Son nom est d'ailleurs d'origine arabe : *abu rach*, c'est-à-dire « père de la sueur », en référence à ses propriétés sudorifiques.

Pour l'école de Salerne, elle dissipait aussi la mélancolie.

Le vieux dicton « *Ego borago gaudia semper ago* « (« Moi, la bourrache, je donne toujours du courage ») a été corroboré par les études modernes, qui démontrent que cette plante stimule les glandes surrénales, lesquelles gèrent la sécrétion d'adrénaline, hormone de fuite ou de combat.

Parties utilisées : feuilles et fleurs.
À l'inverse de ce qui se produit pour la plupart des plantes, la bourrache est plus active lorsqu'elles est fraîche (diminuez donc les doses de moitié).

Modes d'absorption
Infusion de fleurs : 2 cuillerées à soupe à 1 poignée par litre infusées 10 minutes.

Décoction de feuilles : 2 cuillerées à soupe à 1 petite poignée par litre cuites pendant 3 minutes.
Vous obtiendrez un breuvage à la saveur douceâtre rappelant pourtant étrangement celle des huîtres !

Excellente contre la toux et les maux de gorge

Les mucilages de la bourrache adoucissent la gorge et calment la toux. Optez pour une infusion de fleurs sucrée au miel. Cette plante possède en outre une action expectorante (vous pouvez aussi prendre une infusion combinant bourrache et guimauve).

Les feuilles de bourrache, émollientes, sont elles aussi un bon remède contre les affections respiratoires.

Combat la grippe et les syndromes fiévreux

Dès les premiers symptômes fébriles, préparez-vous une infusion de fleurs ou de feuilles, lesquelles exercent une action sudorifique idéale pour éliminer les toxines.

Calmante

La bourrache semble agir de manière positive sur les symptômes dépressifs.

Diurétique et anti-rhumatismale

Stimule la lactation

En usage externe

La décoction de bourrache s'emploie en lotion contre les démangeaisons nerveuses.

Bruyère
(Calluna vulgaris L.)

Voici une autre plante se distinguant par une étymologie qui n'a rien à voir avec le latin : le mot bruyère viendrait de la langue gauloise. Sachez qu'on l'appelle dans certaines régions callune et qu'elle possède un deuxième nom savant (latin celui-là), *Erica cinerea,* qui se réfère à sa capacité de briser les calculs urinaires.

Parties utilisées : fleurs (et parfois feuilles).
Récolte de juillet à octobre.

Mode d'absorption
Infusion : 3 cuillerées à soupe par litre ; laissez infuser 10 minutes.

Antiseptique urinaire

La bruyère est riche en flavonoïdes et en tanins anti-inflammatoires actifs contre les manifestations douloureuses accompagnant les infections urinaires chez les sujets des deux sexes (cystites, colibacilloses, etc.). Elle possède l'atout supplémentaire d'être diurétique. De plus, elle contribue au rééquilibrage de la flore intestinale, facteur important d'infections urinaires, surtout chez les femmes.

En usage externe

Les bains à la bruyère soulagent les rhumatismes et les muscles endoloris des sportifs.

Camomille

Il en existe trois variétés principales – la camomille romaine, la matricaire (ou camomille allemande) et la grande camomille – dotées de vertus distinctes.

Les Grecs les appelaient « pommes terrestres » à cause de leur léger parfum de pomme, c'est-à-dire *khamaimêlon*, qui devait donner le *chamœmelum* romain, puis la *camomilla* médiévale.

Camomille romaine
(Anthemis nobilis L.)

Bien qu'elle ne fût guère appréciée à sa juste valeur avant le XVIe siècle, cette camomille entrait cependant à cette époque, en Angleterre, dans la composition d'une bière végétale apaisante.

Partie utilisée : fleurs.
Cueillette en pleine floraison.

Mode d'absorption
Infusion : 2 à 3 cuillerées à soupe par litre ; laissez infuser 5 à 10 minutes.

> À dose excessive, la camomille romaine peut avoir un effet émétique [1].

Calmante

À très haute dose, les principes actifs de la camomille romaine font d'elle un stupéfiant. À concentration normale, il s'agit seulement d'un sédatif doux, particulièrement indiqué après un choc psychologique violent ou en cas de crise de nerfs.

Pour les grands nerveux, un traitement de fond à

1. Voir note p. 75.

base de 2 tasses par jour d'infusion de camomille donne de bons résultats. Les individus souffrant de tendances dépressives y ajouteront une ultime tasse au coucher.

Enfin, en cas de mal de tête d'origine nerveuse, prenez une tasse d'infusion, puis allongez-vous un moment dans une pièce sombre et calme.

Favorise la digestion

La camomille romaine est un tonique amer et antispasmodique qui apaise efficacement les intestins irritables. On la recommande tout particulièrement contre les coliques des adultes et des enfants, seule ou additionnée d'un soupçon de valériane.

Après un repas trop copieux, une infusion de camomille dissipe les maux d'estomac et le sentiment d'indigestion.

Elle combat aussi sans danger
les nausées matinales
des femmes enceintes.

Régularise les règles

En usage externe

Son action antiseptique en fait l'ingrédient idéal des bains de bouche et lotions.

Contre les inflammations buccales, utilisez-la en bain de bouche et calmez les poussées dentaires de vos enfants en badigeonnant leurs gencives enflammées à l'aide d'un Coton-Tige imbibé d'infusion de camomille.

Si vous souffrez de conjonctivite, lotionnez vos yeux d'infusion.

Enfin, en cas de prurit vulvaire, lavez-vous avec de l'infusion additionnée de vinaigre de cidre (2 cuillerées à café par litre).

Avouons-le, la camomille romaine est peu agréable au goût, alors, comme leurs propriétés sont sensiblement similaires, préférez-lui dès que possible sa cousine la matricaire.

Matricaire
(Matricaria chamomilla L.)

Le nom même de la matricaire – aussi appelée camomille allemande ou, familièrement, en Hongrie, *Kamilla* – annonce sa nature féminine : il vient du latin *matrix*, matrice. Dioscoride, qui l'appelait petite camomille, l'employait d'ailleurs principalement pour les « maladies de femme ».

Pour les Germains, elle comptait au nombre des neuf plantes sacrées données aux hommes par le dieu Odin.

Partie utilisée : fleurs.
Récolte de mai à octobre.

Mode d'absorption
Infusion : 3 cuillerées à soupe par litre ; laissez reposer 10 minutes.

Régularise les règles

Pour obtenir un bon résultat, il faut utiliser la matricaire en traitement de fond, une semaine par mois (la dernière semaine du cycle), à raison de 2 tasses d'infusion par jour.

Elle agit aussi sur les douleurs menstruelles.

Calmante

Elle apaise efficacement les personnes nerveuses et constitue un bon remède contre l'insomnie.

En cas de mal de tête de tension, prenez une infusion légère (2 cuillerées à café par litre infusées pendant 5 minutes), puis allongez-vous à l'ombre et au calme.

En usage externe

On fait des bains de bouche antiseptiques avec de l'infusion de matricaire concentrée (1 grosse poignée par litre).

Grande camomille
(Chrysantemum parthenium Berenh.)

Cette dernière variété de camomille, originaire d'Asie Mineure, est elle aussi incontestablement une plante féminine. Elle tient son nom botanique du grec *parthenion,* dérivé de *parthenos,* jeune fille, sans doute parce qu'elle servait principalement à traiter les troubles féminins. Notez qu'on l'appelle encore parfois partenelle. On en donnait aussi aux accouchées pour faciliter leur délivrance.

Ses vertus fébrifuges appréciées depuis le Moyen Âge au moins lui ont valu son nom vulgaire anglais de *feverfew* (littéralement « peu de fièvre »).

Parties utilisées : Parties aériennes.
À l'inverse de celles des autres variétés de camomille, les fleurs de grande camomille possèdent une odeur déplaisante. Récoltez-la donc avant la floraison.

Mode d'absorption
Infusion : 2 à 3 cuillerées à soupe par litre ; laissez reposer 5 à 10 minutes.

L'usage de la grande camomille est interdit aux personnes sous traitement anticoagulant car elle influe sur la vitesse de coagulation du sang.

Fébrifuge

Dès les premiers symptômes fébriles, prenez une tasse d'infusion.

Elle soulage également les crises d'arthrite rhumatoïde en phase aiguë.

Antimigraineuse

La grande camomille est la plante la plus efficace pour traiter et prévenir les migraines puisqu'elle contient une substance appelée parthénolide, qui bloque ou du moins ralentit la libération de la sérotonine, des prostaglandines et de l'histamine qui, toutes, jouent un rôle important dans le déclenchement des crises migraineuses. Un traitement de fond permet donc de réduire la fréquence et l'intensité des crises. On recommande généralement des cures de trois mois.

Une étude scientifique en double aveugle menée pendant six mois par la London Migraine Clinique[1] a démontré l'efficacité d'un tel traitement – les patients qui avaient vu leurs crises s'espacer, voire disparaître, avec un traitement à la grande camomille les ont vues resurgir dès qu'on a remplacé leur médicament par un placebo – et l'absence d'effets secondaires indésirables.

Elle calme aussi les douleurs menstruelles.

1. Résultats publiés dans *The Lancet* en 1988.

Apaisante

Une tasse d'infusion prise au coucher favorise le sommeil. Vous pouvez aussi utiliser cette plante pour des bains sédatifs.

Capselle bourse-à-pasteur
(Capsella bursa pastoris Moench.)

Cette plante doit son nom à la forme de ses fruits, qui évoque pour les uns une besace de berger et pour les autres un coffret (*capsella* en latin).

Voici encore une espèce amie des femmes, que l'on nomme parfois « cœur des mères » pour saluer son utilité sur le plan gynécologique.

Au XVIe siècle, Matthiole la recommande comme hémostatique, et la médecine chinoise utilise ses graines, censées améliorer la vue.

Partie utilisée : feuilles, de préférence fraîches (elles perdent une partie de leurs propriétés au cours du processus de dessiccation).
Récolte avant la floraison.

Modes d'absorption
Infusion : 1 poignée à 1 grosse poignée par litre ; laissez infuser pendant 2 heures.
Décoction : 3 cuillerées à soupe par litre cuites pendant 10 minutes puis infusées pendant 10 minutes supplémentaires.

Régulatrice du cycle menstruel

Une cure de bourse-à-pasteur régularise efficacement les règles (2 tasses par jour d'infusion pendant la dernière semaine du cycle).

Elle calme les douleurs menstruelles.

Elle aide aussi à combattre les troubles liées à la

ménopause (dans ce cas, on utilisera plutôt une décoction).

Enfin, elle possède des propriétés hémostatiques et une richesse en fer fort précieuses pour les femmes souffrant de règles trop abondantes.

Diurétique

La bourse-à-pasteur représente à ce titre un adjuvant intéressant des traitements de la cystite.

En usage externe

La décoction s'utilise en compresses pour désinfecter les coupures superficielles et accélérer leur cicatrisation. L'action hémostatique de la plante se révèle en l'occurrence utile.

En cas de saignement de nez, placez un tampon de coton imbibé de décoction de bourse-à-pasteur dans la narine en cause pour interrompre sans tarder le flux sanguin.

Cassis

(Ribes nigrum L.)

Utilisé de longue date comme apéritif et fortifiant, le cassis le fut aussi longtemps, à tort, comme purgatif. C'est même à cette méprise qu'il doit son nom, inspiré de celui de la casse, un laxatif-purgatif violent, cousin du séné. On le percevait aussi un peu comme un élixir de longue vie.

En 1722, le chanoine Kir, plus connu pour le breuvage auquel il laissa son nom que pour ses activités religieuses, publia un ouvrage intitulé *Des propriétés admirables du cassis,* d'où il ressort qu'à ses yeux il s'agissait d'une véritable panacée. Est-ce pour cela qu'il prit l'habitude d'ajouter de la liqueur extraite de ses baies à son vin blanc ?

Partie utilisée : feuilles.
Récolte avant ou après la floraison, mais pas pendant.

Mode d'absorption
Infusion : 3 cuillerées à soupe à 1 poignée par litre ; laissez reposer 10 minutes.

Antirhumatismal

Des études menées en 1989 et 1990 ont montré que les feuilles de cassis agissaient sur la composante inflammatoire des rhumatismes et de l'arthrose (notamment celle du genou) sans les inconvénients des anti-inflammatoires classiques. Le traitement consiste à absorber chaque jour 3 tasses d'infusion (1 poignée par litre). Voilà une information qui ne manquera pas d'intéresser les personnes auxquelles un estomac fragile interdit l'usage prolongé d'anti-inflammatoires classiques.

Diurétique

Les feuilles de cassis favorisent le travail des reins et l'élimination des déchets organiques tels que l'urée.

Excellent pour la circulation sanguine et les vaisseaux

Les feuilles de cassis contiennent en effet des flavonoïdes anti-inflammatoires. Pour préserver la jeunesse de vos vaisseaux et la finesse de vos jambes, faites des cures de 20 jours aux changements de saison. Si vous souffrez de problèmes circulatoires, boire régulièrement des tisanes de cassis ne pourra qu'alléger vos jambes.

Tonique

La tisane de feuilles de cassis est en outre extrêmement rafraîchissante l'été. Pour varier les plaisirs, ajoutez à votre infusion une pincée de réglisse.

Cerfeuil

(Anthriscus cerefolium L.)

Son nom nous vient du grec *khairephyllon*, qui signifie « herbe de joie » ou « agréable feuillage ». Il est vrai qu'une branche de cerfeuil est agréable à regarder – et elle sent si bon lorsqu'on la froisse entre ses doigts...

Les médecins romains l'utilisèrent au moins à partir du Ier siècle avant notre ère pour ses vertus dépuratives. Au Moyen Âge, on en prenait pour dégager le foie et les reins et pour faciliter la circulation sanguine. On en appliquait également sur les hématomes.

Un traité anglais de 1699, intitulé « Acetaria », recommande aux personnes âgées désireuses de vivre longtemps et en bonne santé de manger des racines de cerfeuil bouillies et refroidies.

Parties utilisées : tiges et feuilles, de préférence fraîches et, plus rarement, les semences.
Le cerfeuil se cultive facilement et se resème tout seul.

> Ne confondez par l'innocent cerfeuil avec la mortelle ciguë.

Mode d'absorption
Infusion : 3 cuillerées à soupe à 1 grosse poignée par litre ; laissez reposer 5 à 10 minutes.

Calme la toux

L'infusion de cerfeuil est expectorante et apaise les quintes de toux. Vous pouvez aussi en confectionner une version encore plus adoucissante avec du suc frais de plante et du lait tiède ou de l'infusion tiédie.

Dépuratif et diurétique

Le cerfeuil soulage les reins. On recommande à cet égard des cures de 3 semaines.

Cerisier
(Prunus cerasus L.)

Il s'agit en l'occurrence du griottier, espèce rapportée du royaume du Pont par le général romain et prince des gourmets Lucullus.

Partie utilisée : pédoncule (queue) des fruits.

Mode d'absorption
Infusion : 1 poignée par litre ; laissez infuser pendant 10 minutes.
On en consomme en général 4 à 8 tasses par jour.

Dépuratif et diurétique

La tisane de queues de cerise contient des flavonoïdes et des sels de potassium qui améliorent la diurèse. Aussi stimule-t-elle efficacement les reins sans produire d'effets secondaires indésirables et favorise-t-elle l'élimination des toxines.

On recommande d'autre part la tisane de queues de cerise en cas de cystite pour calmer l'inflammation (on préparera une infusion plus légère, que l'on boira tout au long de la journée).

Elle présente également un intérêt certain dans la lutte contre les rhumatismes.

Chardon Marie

(Silybum marianum Gaert.)

D'après une jolie légende médiévale, les marbrures blanches qui marquent les feuilles de cette plante seraient le vestige de quelques gouttes de lait tombées du sein de Marie lorsqu'elle déroba Jésus aux persécutions des soldats d'Hérode en le dissimulant sous de grandes feuilles de chardon.

Parties utilisées : feuilles et graines.
Utilisez de préférence les feuilles de cette plante, qui se prêtent mieux à un usage « maison » que ses graines.

Modes d'absorption
Décoction de feuilles : 3 cuillerées à soupe par litre cuites pendant 10 minutes. Ce breuvage doit impérativement être préparé juste au moment de le consommer car il ne se conserve pas du tout.
Décoction de graines : 1 ou 2 cuillerées à soupe par litre cuites pendant 10 à 15 minutes.

Dépuratif hépatique et antioxydant

Le principe actif du chardon Marie, la silymarine, est un puissant antioxydant particulièrement actif sur les canaux de la vésicule biliaire et du foie qui empêche les toxines hépatiques de pénétrer dans les cellules. Cette substance entre d'ailleurs dans la composition de plusieurs médicaments allopathiques prescrits pour traiter les affections hépatiques toxiques et inflammatoires.

La tisane de chardon Marie aide aussi le foie à éliminer l'acétaldéhyde, déchet produit par le métabolisme de l'alcool, et favorise l'écoulement biliaire. Elle semble encore favoriser la régénération des cellules hépatiques, et donc protéger à long terme le foie et ses fonctions. Des cas de régénération de foies malades dans le cadre d'hépatites et de cirrhoses ont pu être attribués à cette plante. Certains médecins la prescrivent d'ailleurs à leurs patients suivant un traitement chimiothérapique afin de protéger leur foie contre les atteintes des médicaments.

Moralité : en période de fête, lorsque vous brûlez la chandelle par les deux bouts et abusez de la dive bouteille, faites donc une petite cure de chardon Marie. Votre foie vous en saura gré. En revanche, ne comptez pas trop sur une tisane de chardon Marie pour guérir en un clin d'œil une gueule de bois : comme nous le disions tout à l'heure, la phytothérapie mise plutôt sur la durée.

SOS « tisane du lendemain »

Essayez cette cure de désintoxication pour un organisme épuisé par des agapes et/ou des libations trop abondantes.
La première tasse vous soulagera et, au bout de trois jours de traitement, vous vous sentirez tout neuf !
Préparez le mélange suivant (pour ne pas vous trouver pris de court en cas de festivités impromptues) :

50 g de feuilles de chardon Marie
40 g de racine de pissenlit
25 g de racine de salsepareille
25 g de feuilles de persil
25 g de feuilles d'ortie
25 g de racine de gingembre
10 g de goémon (algue)

Vous confectionnerez ensuite une décoction avec 1 cuillerée à soupe de mélange et 1/2 litre d'eau. Laissez bouillir le tout pendant 3 minutes. Consommez 2 tasses de ce breuvage par jour pendant 3 jours. Vous pouvez l'édulcorer avec un peu de miel ou, si vous vous sentez par trop nauséeux, l'agrémenter de quelques feuilles de menthe.
Pour varier les plaisirs – mais êtes-vous réellement en état de le faire ? –, remplacez la salsepareille et l'ortie par de la menthe et du cynorrhodon.

Bon pour le cœur et pour les vaisseaux

Le chardon Marie exerce un effet bénéfique général sur l'appareil cardio-vasculaire. À ce titre, il soulage les hémorroïdes (buvez de la décoction de feuilles).

Prévient le mal des transports

Il faut entamer ce traitement préventif 8 jours à l'avance et absorber une tasse de décoction par jour.

Hémostatique

Le chardon Marie est donc aussi fort intéressant pour ceux qui pâtissent de fréquents saignements de nez ou contre des règles trop abondantes.

Citronnelle
(Cymbopogon citratus)

Cette plante est très employée dans toute l'Asie du Sud-Est, notamment en cuisine (c'est le *takrai* thaïlandais, le *xa* vietnamien et le *sere* indonésien), mais aussi en médecine traditionnelle. On l'utilise en effet contre la malaria, ce qui explique que les Anglais l'appellent parfois *fever grass* (herbe à la fièvre).

La médecine chinoise s'en sert contre la toux et les rhumes, et l'ayurveda la considère comme diurétique, tonique et digestive.

Les Seychellois se contentent plus modestement de lui demander de favoriser leur digestion et leur sommeil.

Partie utilisée : tiges.
Ces longues tiges bulbeuses s'achètent fraîches dans les magasins de produits exotiques et se conservent

une semaine au réfrigérateur (on trouve aussi de la citronnelle séchée ou surgelée). On les hache avant de les utiliser.

Mode d'absorption
Décoction : 3 cuillerées à soupe par litre cuites 10 minutes.

Digestive

Calmante

En usage externe

La décoction de citronnelle permet de nettoyer les petites coupures et plaies.

Les bains parfumés à la tisane de citronnelle sont excellents pour la circulation sanguine... et merveilleusement odorants.

Coquelicot
(Papaver rhoeas L.)

Saviez-vous que le nom de cette fleur des champs était au départ une onomatopée, « coquelicoq », déformation du « cocorico » de notre symbole national, adopté à cause de la couleur de ses pétales, semblable à celle d'une crête de coq ?

Si le coquelicot est légèrement narcotique, il en va différemment de son cousin le pavot *(Papaver somniferum L.)*, dont le latex desséché n'est autre que l'opium. On utilise cependant les capsules de ce dernier, cueillies encore vertes, pour produire un sédatif et narcotique léger et des décoctions notamment utilisées en gargarismes. Ces préparations ne sont guère dangereuses, mais on aurait cependant tort d'en abuser... L'opium est évidemment une autre affaire, puisqu'il s'agit d'un puissant stupéfiant dont l'usage est réservé au corps médical.

Les propriétés des divers pavots et de leurs dérivés sont connues et appréciées depuis l'Antiquité. Pline et Dioscoride s'accordent à les conseiller contre l'insomnie et la constipation, et les médecins égyptiens et arabes en faisaient grand cas. Plus tard, on devait apprendre à en extraire la morphine, irremplaçable antalgique, la codéine, composant précieux des sirops antitussifs, mais aussi le laudanum, drogue chic des élégantes du XIXe siècle, l'héroïne et bien d'autres stupéfiants.

Citons également un autre cousin prometteur, le pavot jaune de Californie *(Escholtzia californica)*, qui favorise un sommeil réparateur sans risque d'accoutumance et calme de surcroît l'anxiété et les spasmes nerveux.

Parties utilisées : pétales et capsules séchés.
Récolte des pétales en juin-juillet. On les fera sécher très vite au soleil ou dans une étuve.

Modes d'absorption
Infusion de pétales : une poignée par litre ; laissez infuser 10 minutes.
Décoction de capsules séchées et écrasées : 10 capsules par litre cuites pendant 15 minutes.

> *Attention :* à forte dose, il existe un risque d'intoxication avec les capsules de l'innocent coquelicot. N'en abusez donc pas !

Sédatif doux

Riche en substances efficaces contre les troubles du sommeil de l'adulte et de l'enfant, le coquelicot se révèle un sédatif doux de la nervosité, de l'anxiété et de l'émotivité, qui présente l'avantage de n'engendrer aucune accoutumance.

Aux insomniaques on proposera une infusion de pétales de coquelicot ou une décoction de capsules filtrée et coupée d'un peu de lait chaud à boire au moment du coucher. On adjoindra à ce traitement, si on le souhaite, des bains sédatifs additionnés d'infusion de coquelicot.

La plante agit aussi sur la nervosité (on conseille dans ce cas un traitement de fond à base de 2 tasses d'infusion de pétales par jour) et sur les coliques spasmodiques.

Contre les affections respiratoires

La tisane de coquelicot possède des propriétés expectorantes et antitussives grâce à ses mucilages adoucissants actifs contre la toux et les irritations de la gorge. Elle apaise ainsi les maux de gorge liés aux angines. Et elle entre dans le mélange de plantes pectorales appelé « tisane des quatre fleurs[1] » (avec le bouillon-blanc, la mauve et le tussilage).

Enfin, son action sudorifique aide à éliminer les toxines.

1. Voir recette p. 100.

Antioxydant aux vertus prometteuses

Les pétales de coquelicot doivent leur couleur rouge à la présence de pigments appelés anthocyanines, qui sont aussi de puissants antioxydants.

Coriandre

(Coriandrum sativum L.)

Aussi appelée persil arabe ou persil chinois, la coriandre doit cependant son nom à la Grèce antique, qui l'appelait *koris* (punaise) *annon* (anis) à cause de l'odeur de ses feuilles fraîches qui rappelle à la fois celle de l'anis et celle des punaises des bois. La plante est probablement originaire du Proche-Orient et du Caucase, mais elle a depuis longtemps colonisé la quasi-totalité du globe.

On la sait consommée depuis les temps les plus reculés, puisque la Bible compare la Manne aux fruits de la coriandre. Et les médecins grecs, romains et arabes la prisaient fort. Elle est également mentionnée dans des textes sanskrits.

Elle fut un temps supposée, à tort, guérir de la peste et de l'épilepsie. Plus étonnant, on prétendit même – contre toute évidence – que ses graines préservaient des douleurs de l'enfantement !

En fait, le *yuen sai* chinois est avant tout digestif et stimulant.

Partie utilisée : graines (les feuilles ne s'emploient qu'en cuisine).
Récolte au mois d'août et séchage au soleil sur une toile pendant 24 heures.

Mode d'absorption
Infusion : 1 ou 2 cuillerées à soupe par litre ; laissez infuser 10 minutes.

Digestive

Déguster une tasse de tisane de coriandre après les deux repas principaux (et à plus forte raison après un déjeuner ou un dîner un rien trop copieux) est une méthode souveraine pour prévenir l'aérophagie, la mauvaise digestion, les spasmes ou le météorisme. Cette plante favorise en effet les sécrétions gastriques et l'expulsion des gaz intestinaux responsables de ballonnements.

Légèrement antalgique et antiseptique

La tisane de coriandre apaise aussi les douleurs résultant de contusions et aide l'organisme à lutter contre la grippe, à cause de sa légère action bactéricide (sucrez votre infusion pour la rendre plus énergétique).

Échinacée

(Echinacea purpurea Moench.)

On l'appelle aussi parfois rudbeckie, du nom d'un botaniste suédois qui l'a étudiée. L'échinacée est utilisée depuis la nuit des temps par les peuples amérindiens contre les morsures de serpent, les fièvres et les blessures. Au XIXe siècle, la plante adoptée par les colons installés sur le sol américain devait connaître une belle carrière de dépuratif sanguin.

À noter : on recourt parfois à une variété voisine appelée *Echinacea angustifolia,* aux propriétés rigoureusement identiques ; ne vous formalisez donc pas si votre fournisseur de plantes ne vous propose que cette échinacée-là.

Partie utilisée : racine.
On employait autrefois aussi les fleurs d'échinacée, mais cette pratique est tombée en désuétude car la

racine de la plante est beaucoup plus riche en principes actifs.

Mode d'absorption

Décoction : 1 poignée par litre cuite pendant 5 minutes.

L'échinacée se prend en cures de courte durée (8 jours en moyenne) ou en cure de 20 jours au début de l'automne pour fortifier l'organisme avant l'arrivée de la mauvaise saison. *Ne poursuivez pas le traitement au-delà de ces limites, car il perdrait alors graduellement son efficacité.*

Attention : la prise de doses excessives peut provoquer des nausées et des vertiges.
Cette plante est interdite aux diabétiques ainsi qu'aux personnes atteintes de maladies auto-immunes (sida, lupus, hépatite virale, maladie de Lyme), dont il ne faut surtout pas exciter le système immunitaire.
Si vous souhaitez devenir maman, évitez également cette plante car des études menées sur des hamsters suggèrent qu'elle pourrait réduire la fécondité féminine. Dans le doute, mieux vaut s'abstenir...

Stimule les défenses immunitaires

Des études allemandes accompagnées d'essais cliniques ont démontré les propriétés antivirales et immunostimulantes de l'échinacée. Cette plante possède en outre l'avantage de ne présenter aucune toxicité et de ne provoquer aucun effet secondaire indésirable à dose normale.

On la dit capable de prévenir le rhume et la grippe. Si les études menées n'ont pas pu mettre cette propriété en évidence, elles ont permis d'observer que l'échinacée contribuait à écourter la durée des affections virales. Il semble qu'elle accélère la mise en œuvre des défenses immunitaires en stimulant la reproduction des globules blancs chargés de combattre les agents infectieux. Elle raccourcit aussi la convalescence après une maladie saisonnière. Sachez encore qu'elle paraît efficace contre les otites à répétition des enfants (on l'utilise dans ce cas seule ou associée à du cynorrhodon, riche en vitamine C anti-infectieuse).

On prendra donc de l'échinacée en cure préventive au début de l'hiver ou en guise de traitement curatif si l'on est malgré tout la proie d'une infection saisonnière. Dans ce cas, le remède sera d'autant plus efficace qu'il aura été précocement administré. Bref, entamez-le au premier signe de rhume ou de grippe. Il semble qu'une telle démarche permette de réduire la durée et l'intensité des symptômes, et notamment de guérir un rhume banal en 4 jours. En période d'infection aiguë, on absorbera 1 cuillerée à soupe de décoction toutes les 2 heures.

En usage externe

L'échinacée possédant des propriétés antivirales, antifongiques, antibactériennes et anti-inflammatoires, elle accélère la guérison des gingivites, des infections urinaires et des mycoses vaginales et s'utilise pour laver les blessures infectées, les brûlures superficielles et les maladies de peau.

Éleuthérocoque

(Eleutherococcus senticosus Maxim.)

Bien que l'éleuthérocoque n'appartienne pas à la même famille botanique, on l'appelle fréquemment ginseng sibérien à cause de ses vertus proches de celles de son auguste homonyme.

Employé en médecine chinoise traditionnelle depuis des temps immémoriaux, il est chanté dans un poème antique, l'*Ode à Wujia*, qui le qualifie de « merveilleuse herbe du Winzhang », capable de garder au visage sa jeunesse et de prolonger la vie à jamais. En somme, conclut l'auteur, ce trésor de la nature vaut plus que tout l'or et tous les joyaux du monde réunis !

La médecine amérindienne traditionnelle use pour sa part d'une variété voisine, mais principalement pour confectionner des philtres d'amour.

L'éleuthérocoque fut utilisé par les cosmonautes soviétiques pour faciliter leur adaptation aux conditions de vie dans l'espace et par les athlètes russes pour améliorer leurs performances. Si grande était la confiance placée en lui qu'on en administra même en 1986 aux irradiés de Tchernobyl dans l'espoir de les aider à résister au poison radioactif. Cette plante est très en vogue actuellement comme tonique tous azimuts.

Partie utilisée : racine.

Mode d'absorption
Décoction : 3 cuillerées à soupe par litre cuites pendant 10 minutes.
Faites des cures d'un mois minimum, sinon vous ne constaterez guère d'amélioration. En revanche, l'éleuthérocoque continue à agir après la fin du traitement. Cette plante doit normalement s'utiliser seule. Rappelons-le, multiplier les cures de plantes concurrentes peut se révéler contre-productif, voire nocif.

N'absorbez pas d'éleuthérocoque juste avant de vous coucher : vous risqueriez de chercher en vain le sommeil et de vous sentir tendu (mais la même précaution ne s'impose-t-elle pas pour toutes les substances excitantes ou énergisantes, du café à la vitamine C ?). L'usage de cette plante est formellement contre-indiqué en cas d'hypertension artérielle.

Adaptogène

Il s'agit d'une plante adaptogène, c'est-à-dire qui aide l'organisme à s'adapter aux variations de son environnement et à des périodes de stress accru. Elle semble également exercer une action positive sur le système immunitaire.

Stimulant

L'éleuthérocoque est un léger stimulant, moins échauffant que son cousin le ginseng, qui facilite l'effort physique, augmente la résistance et améliore la récupération après l'effort. Selon des études menées en Russie, les principes actifs de cette plante aideraient l'organisme à résister à la fatigue en améliorant l'apport d'oxygène dans les muscles.

Il se montre également très bénéfique en cas de fatigue nerveuse et favorise la concentration intellectuelle.

Eucalyptus
(Eucalyptus globulus Labill.)

C'est le fameux gommier bleu découvert en Tasmanie en 1792 par l'expédition de d'Entrecasteaux et La Pérouse et introduit en Europe au milieu du XIXe siècle. Il y acquit très rapidement le surnom d'arbre à la fièvre à la fois parce qu'on le plantait dans les zones marécageuses insalubres afin de les assécher et parce que les guérisseurs l'utilisaient contre la fièvre des marais (le paludisme), qui régnait à l'état endémique dans nombre de régions françaises – il rôdait par exemple encore aux portes de Saint-Étienne à l'orée du XXe siècle.

Partie utilisée : feuilles séchées.
Évitez d'employer les jeunes feuilles, moins riches en principes actifs.
Récolte l'été et séchage à l'ombre.

Modes d'absorption
Infusion : 1 à 3 cuillerées à soupe par litre ; laissez infuser 10 à 15 minutes et buvez-en 5 tasses par jour.
Décoction : 2 cuillerées à soupe par litre cuites pendant 2 minutes.
Macération vineuse : 3 cuillerées à soupe pour 1 litre de vin rouge ; laissez reposer une semaine, filtrez et sucrez à votre goût. Cette préparation se conserve en bouteille au frais.

Antiseptique

L'eucalyptol de ses feuilles possède un puissant pouvoir bactéricide et antiseptique. La plante est également tonique et astringente.

Pour stimuler vos défenses immunitaires en période d'épidémie, faites une cure de décoction d'eucalyptus : 2 tasses par jour pendant 10 jours.

Un bol d'infusion disposé dans une pièce en purifie l'air. Pour plus d'efficacité (dans une chambre de malade par exemple), procédez à une fumigation en faisant bouillir votre décoction dans la pièce. Vous pouvez utiliser des feuilles d'eucalyptus seules ou, mieux, un mélange de plantes balsamiques contenant par exemple de surcroît des baies de genièvre et/ou des bourgeons de sapin.

Les tisanes d'eucalyptus se révèlent aussi fort efficaces contre les maladies des voies urinaires.

Ami des voies respiratoires

L'eucalyptus est excellent contre les affections respiratoires et l'asthme grâce à ses vertus expectorantes, antispasmodiques et fébrifuges. Il possède en outre une action mucolytique, c'est-à-dire qu'il fluidifie les sécrétions pulmonaires, favorisant ainsi leur évacuation, et a une action antitussive qui calme l'irritation des bronches accompagnant les bronchites.

Conclusion : au premier symptôme de fièvre, de grippe ou de bronchite, courez vous préparer une tisane d'eucalyptus ! Pour mettre toutes les chances de votre côté, faites aussi une cure de bains d'hiver additionnés d'infusion d'eucalyptus.

Et pour dégager vos voies respiratoires, recourez à des inhalations (infusion dosée à 1 poignée par litre).

En usage externe

La tisane d'eucalyptus fournit un excellent bain de bouche désinfectant en cas d'angine ou de gingivite, ainsi que des gargarismes qui apaisent efficacement les inflammations de la gorge.

Une compresse d'infusion soulagera pour sa part vos douleurs articulaires inflammatoires.

Frêne

(Fraxinus excelsior L.)

Le frêne élevé (son nom complet dans le civil) fut autrefois dédié au dieu germanique Thor et ses frondaisons abritèrent bien des sacrifices rituels. Il faut dire que les anciens Germains pensaient qu'un frêne géant soutenait la voûte céleste... Mieux valait donc choyer ses petits frères.

Pline et Dioscoride le recommandent – comme une infinité d'autres plantes : cela tournait chez ces deux auteurs à la manie ! – contre les morsures de serpent. Sainte Hildegarde de Bingen prescrivait des décoctions de frêne contre la goutte, et au XVIe siècle, Matthiole l'employait contre les maux de dents et contre la surdité. À en croire l'opuscule de l'abbé de Vallemont intitulé *Curiositez de la nature et de l'art sur la végétation* (1711), on révérait à l'époque cet arbre à l'égal d'une panacée, capable de guérir aussi bien l'hystérie que les flux de ventre, d'arrêter les hémorragies et de prévenir la gangrène, de protéger des épidémies, de fortifier la vue, etc. Enfin, la tisane confectionnée avec ses feuilles était considérée comme un élixir de jouvence.

Partie utilisée : feuilles.
Autrefois, on utilisait aussi son écorce, astringente et fébrifuge, qui avait valu à cet arbre le surnom de quinquina d'Europe.
Récolte en juin-juillet, lorsque les feuilles sont encore couvertes d'un enduit collant et sucré.

Mode d'absorption
Décoction : 2 à 3 cuillerées à soupe par litre cuites pendant 5 minutes. Buvez-en 3 tasses par jour en moyenne.

Excellent contre l'arthrite et les rhumatismes

Les feuilles de frêne contiennent des flavonoïdes anti-inflammatoires et antioxydants.
Consommez-le seul ou mélangé à de l'harpagophytum.

Diurétique

Le frêne se révèle idéal pour combattre la goutte et la rétention d'eau.

Dépuratif et laxatif doux grâce à la présence de mucilages

Genévrier

(Juniperus communis L.)

Son nom vient du mot celte *jenupus,* qui signifie âpre, en référence à sa saveur.

Les médecins de l'Égypte antique connaissaient déjà ses vertus (il est cité dans un papyrus datant du IIe millénaire avant notre ère) et Hippocrate recommandait de l'employer en fumigations antiseptiques en période d'épidémie. Cette méthode devait d'ailleurs être remise au goût du jour à Paris en 1870, pendant une épidémie de variole.

Le genévrier est considéré comme magique et miraculeux au Moyen Âge et, au XVIe siècle, comme une véritable panacée.

Rappelons que la distillation de baies de genièvre avec de l'eau-de-vie de grain donne du gin - qui ne peut cependant en aucun cas être assimilé à une tisane.

Parties utilisées : baies et, plus rarement, les jeunes pousses séchées, avec lesquelles on confectionne un thé de genévrier aussi tonique que stimulant.

Récolte des baies à la fin de la deuxième année car celles-ci mettent deux ans à mûrir, lorsqu'elles prennent une couleur violacée foncé. Sécher à l'air sur des claies.

Mode d'absorption

Infusion : 2 à 3 cuillerées à soupe par litre infusées pendant 10 minutes. Concassez toujours les baies séchées avant de les utiliser et ne découvrez votre tasse qu'au moment de la boire pour limiter au maximum l'évaporation des essences volatiles.

Attention : à haute dose, la tisane de genévrier peut irriter les voies urinaires. Pour les mêmes raisons, ne prolongez jamais votre cure au-delà de 6 semaines. Ce breuvage est de ce fait interdit en cas de problèmes rénaux.

Apéritif, tonique et fortifiant

Prendre une tasse d'infusion avant les deux principaux repas.

Digestif

La tisane de genévrier apaise les dérangements gastriques. Sachez aussi qu'en boire une tasse après le repas purifie l'haleine.

Diurétique

À ce titre, on le recommande en cas d'infection urinaire, mais uniquement de manière ponctuelle (voir mise en garde ci-dessus).

Excellent contre les rhumatismes et les refroidissements

Cette plante possède une action anti-inflammatoire reconnue. Pour un traitement plus complet, prenez également des bains additionnés d'infusion concentrée de genévrier (comptez 4 poignées de baies écrasées par litre).

Régularise les règles

On conseille une cure d'une semaine en fin de cycle. La tisane de genévrier apaise aussi les douleurs menstruelles.

Gentiane jaune
(Gentiana lutea L.)

La gentiane jaune, ou grande gentiane, doit, dit-on, son nom à Gentius, roi d'Illyrie au IIe siècle avant notre ère, qui le premier en aurait codifié l'usage médicinal. Toujours est-il qu'elle n'a pas cessé d'être employée en médecine depuis l'Antiquité. Dioscoride comme Pline lui reconnaissent mille vertus et leurs contemporains la croyaient même capable de prolonger la vie au-delà des limites du raisonnable.

Au Moyen Âge, on l'employait surtout comme antidote, pour favoriser la cicatrisation des plaies et comme fébrifuge (Boerhaave en chanta notamment les louanges à cet égard). Jusqu'à la découverte du quinquina, rapporté d'Amérique par les Conquistadors, la gentiane était le seul remède efficace contre la fièvre quarte (une forme de paludisme). On l'employait aussi pour combattre la goutte et l'anémie et – consécration suprême – elle figurait sur la liste des ingrédients de la légendaire thériaque, *le* médicament par excellence de l'époque (ainsi que dans toutes les autres drogues à la mode du moment).

La médecine chinoise utilise des variétés voisines de gentianes (*qin jiao* et *lon dan cao*) dotées de propriétés largement similaires.

Partie utilisée : racine.
L'arrachage des racines de gentiane est une opération extrêmement délicate, voire périlleuse, car la plante

commence en général par résister vaillamment avant de casser brutalement... au-dessus du niveau de la racine, vous laissant bredouille, les quatre fers en l'air et les doigts élégamment teints en jaune (comme vous pouvez vous en douter, je parle d'expérience !). On peut ramasser ses racines dès que la plante atteint l'âge de 2 ans, mais on attend de préférence quatre ou cinq ans, afin d'obtenir une récolte plus volumineuse. L'opération se pratique à la fin de l'été ou en automne.

Ne confondez pas la gentiane jaune avec le très toxique vératre blanc (ou ellébore blanc). En période de floraison, il n'y a pas de confusion possible puisque les fleurs de l'une sont jaunes et celles de l'autre, blanches, mais le reste du temps, la plus grande méfiance s'impose car les deux plantes se ressemblent beaucoup et affectionnent les mêmes habitats.
Attention : il s'agit d'une espèce protégée dans certaines régions (notamment dans le massif de la Vanoise). Renseignez-vous avant d'entamer votre cueillette.

Modes d'absorption
Décoction : 2 cuillerées à soupe par litre bouillies pendant 20 minutes.
Macération : 2 cuillerées à café par litre ; laissez reposer pendant 5 heures.
Macération vineuse : 3 cuillerées à soupe par litre de vin blanc ; laissez reposer pendant une semaine.

Digestive

La gentiane jaune est un tonique amer qui excite les fonctions digestives. On en fait d'ailleurs maintes liqueurs ainsi que des eaux-de-vie apéritives (notamment en Auvergne, en Allemagne et en Suisse). Elle calme les douleurs gastriques et combat la constipation en stimulant le transit intestinal sans pour autant purger.

Fortifiante

Fébrifuge

Même si le paludisme a disparu de l'Hexagone, il nous arrive encore à tous de nous sentir fiévreux. Ces jours-là, rien de tel qu'une bonne tisane de gentiane pour retrouver la forme.

Ginkgo biloba

(Ginkgo biloba L.)

Le ginkgo biloba (ou arbre aux quarante écus) compte parmi les végétaux les plus anciens au monde car il orne la surface de notre planète depuis au moins deux cent cinquante millions d'années. Il possède également la particularité d'être la seule plante qui ait survécu au bombardement atomique d'Hiroshima et chaque spécimen peut vivre plus d'un millier d'années.

Arbre sacré des temples asiatiques, le ginkgo biloba fait partie de la pharmacopée orientale depuis au moins cinq mille ans, mais il n'est utilisé en herboristerie en Occident que depuis le début des années quatre-vingt.

Parties utilisées : feuilles et parfois graines.

Modes d'absorption
Infusion de feuilles : 2 poignées par litre ; laissez infuser 10 minutes.
Décoction de graines : 1 graine par tasse cuite pendant 5 minutes.

> Le ginkgo biloba tend à fluidifier le sang et ne doit donc pas être absorbé sans avis médical en cas de traitement anticoagulant.
> Si vous cherchez à devenir maman, évitez également cette plante car des études menées sur des hamsters suggèrent qu'elle pourrait réduire la fécondité féminine. Dans le doute, mieux vaut s'abstenir...

Antivieillissement

Les principes actifs du ginkgo biloba accélèrent la circulation périphérique et améliorent la microcirculation cérébrale, ce qui accroît le flux sanguin vers le cerveau et la rapidité de réaction mentale ainsi que la mémoire à court terme. Cette plante exerce de ce fait une action ralentissante sur le vieillissement intellectuel.

Le ginkgo possède aussi une action antioxydante au niveau rétinien et cérébral (liée à la présence de flavonoïdes très actifs et d'anthocyanines), ce qui retarde le vieillissement de ces organes et, par là, la sénescence. Il semble aussi capable d'améliorer la concentration, l'acuité mentale, la mémoire, la vigilance et même l'humeur en stimulant la synthèse de la dopamine. Il agirait de surcroît sur les troubles de l'équilibre par le biais des neurotransmetteurs sensoriels.

À noter, cependant : toutes les études qui mettent en évidence une amélioration des fonctions cérébrales sous l'action du ginkgo biloba ont été menées sur des patients atteints de la maladie d'Alzheimer ou sur des sujets âgés, qui souffrent souvent de pertes de mémoire liées à une mauvaise irrigation sanguine du cerveau. On ignore en revanche s'il produit des effets similaires sur des patients plus jeunes (très peu d'études cliniques ont été entreprises à ce sujet).

Il n'en demeure pas moins que le ginkgo biloba compte aujourd'hui parmi les remèdes végétaux les plus prescrits en Allemagne, puisque cinq millions de personnes en absorbent chaque jour.

Bon pour la circulation

Le ginkgo est un vasodilatateur, il régule la perméabilité capillaire et abaisse la viscosité sanguine (c'est-à-dire qu'il rend le sang plus fluide). Il améliore également la circulation sanguine et exerce un effet positif reconnu sur l'insuffisance artérielle périphérique.

On le recommande aux femmes sous contraceptifs oraux pour son action veinotonique, afin de prévenir d'éventuels troubles circulatoires, et à tous ceux et celles qui souffrent de troubles circulatoires et veineux.

Aphrodisiaque féminin

Vrai ou faux, cela reste à démontrer, mais le ginkgo biloba augmente en tout cas le flux sanguin vers les organes génitaux féminins, ce qui devrait favoriser l'excitation physique et l'orgasme.

Antitussif

Les décoctions de graines de ginkgo biloba s'emploient en cas d'asthme ou de toux persistante.

Ginseng

(Panax ginseng C. A. Meyer.)

Sa racine anthropomorphe (de forme humaine) – à laquelle elle doit d'ailleurs son nom, puisqu'en chinois *gin* désigne une racine et *jen* un homme – a fait beaucoup pour sa popularité comme pour celle de la mandragore, légendaire ingrédient des remèdes moyenâgeux.

Le ginseng incarne depuis des millénaires la panacée par excellence en Chine et au Japon (depuis plus de cinq mille ans). Appelé plante impériale, élixir de longue vie, herbe divine, essence de la terre, ou encore essence souveraine, et longtemps réservé à l'usage exclusif de l'empereur de Chine, seul capable d'en supporter la vigueur, il est classé parmi les toniques généraux du *yang*, fortifiants des cinq organes, qui harmonisent les énergies corporelles et donc tout l'organisme.

Les médecins arabes l'employaient déjà au IXe siècle, et l'explorateur Marco Polo le rapporta en Europe au XIIIe siècle.

Mais c'est notre bon roi Louis XIV qui le « lança » véritablement sur l'Ancien Continent quatre siècles plus tard. Initié aux vertus légendaires de cette racine par les ambassadeurs de la cour de Siam, le Roi-Soleil l'adopta incontinent.

Le ginseng ne devait cependant rejoindre la pharmacopée française qu'au XIXe siècle. Depuis les années soixante, il fait l'objet d'études scientifiques extrêmement poussées, qui ont pu confirmer certaines de ses vertus mythiques – et en infirmer d'autres.

Partie utilisée : racine.
Préférez le ginseng blanc au ginseng rouge, qui n'est autre qu'une racine bouillie, donc moins riche en principes actifs. Idéalement, choisissez une racine récoltée au bout de cinq ans environ, âge auquel elle renferme la plus forte concentration de principes actifs.

Mode d'absorption
Décoction : 1 à 2 cuillerées à soupe par litre cuites pendant 15 minutes.

Évitez d'absorber de fortes doses de ginseng ou d'en faire une cure prolongée pendant la grossesse (même si la prise de tisane de ginseng ne présente normalement aucun danger pour les futures mamans) et en cas d'hypertension.
N'arrosez pas votre ginseng d'autres excitants tels que le café ou le thé, car cela pourrait vous énerver (mais moins qu'un café trop fort !).
Le ginseng fait également mauvais ménage avec les médicaments anti-inflammatoires et avec les anti-convulsivants.

Tonifiant, reconstituant, anti-fatigue

Sept études européennes différentes ont établi que le ginseng augmentait les performance intellectuelles et physiques indépendamment de l'âge, ainsi que la coordination motrice et visuelle. Il améliore le processus de mémorisation et les réflexes, ce qui en fait un précieux tonique général pour toute la famille.

On recommande d'en faire une cure pour fortifier l'organisme un mois avant l'hiver et aux changements de saison, afin de bénéficier de ses ginsénosides (quinze variétés différentes), de ses vitamines

(B1, B2 et D notamment), de ses oligoéléments et de ses acides aminés.

Pour les sportifs, l'absorption de ginseng réduit la fatigue et les douleurs musculaires, diminue le taux d'acide lactique dans le sang, optimise l'utilisation de l'oxygène par les muscles et améliore la récupération après l'effort en aidant ces mêmes muscles à absorber l'oxygène et à éliminer l'acide lactique. C'est aussi un bon tonique cardiaque.

Adaptogène

Comme les autres plantes adaptogènes, le ginseng aide l'organisme à s'adapter aux variations de son environnement, et notamment à des périodes de stress accru. Il renforce également les défenses immunitaires, ce qui en fait une plante bien utile pour les convalescents et pour tous en période de surmenage.

La médecine chinoise traditionnelle recommande en revanche de ne pas en prendre en période de maladie et d'attendre la convalescence pour entamer une cure.

Aphrodisiaque ?

Le ginseng est supposé augmenter aussi les performances sexuelles, mais rien de précis n'a jamais pu être prouvé. On connaît seulement son action sur les glandes surrénales qui lui confère une influence stimulante sur les organes sexuels. Et puis, c'est un tonique général et on fait toujours mieux l'amour quand on se sent en pleine forme !

Des orientations prometteuses

De toute manière, le ginseng est bien loin d'avoir livré tous ses secrets, même si certaines pistes intéressantes paraissent se profiler. Ainsi, selon cer-

taines études, il contribuerait à réduire le taux sanguin de cholestérol, de triglycérides et de sucre. Et il semblerait qu'il contienne un peu de ces fameux phyto-œstrogènes si intéressants pour la gent féminine.

Guimauve
(Althaea officinalis L.)

Le nom de cette plante évocatrice des sucreries de notre enfance – lesquelles, disons-le tout net au risque de briser un mythe, ne contenaient pas une once de cette plante – est à lui seul un hommage à ses vertus, puisqu'il provient du latin *bis malva,* qui signifie deux fois mauve, c'est-à-dire deux fois plus puissante que la mauve. Et, comme si cela ne suffisait pas, son nom botanique est dérivé du grec *altho,* guérir...

Vous l'aurez compris, on se soigne à la guimauve depuis fort longtemps. Dioscoride l'utilisait contre les affections respiratoires et contre les troubles intestinaux, et Charlemagne tint à la voir figurer dans ses capitulaires relatifs aux jardins impériaux.

Parties utilisées : feuilles, fleurs, racines ou plante entière.

Modes d'absorption
Infusion de feuilles et de fleurs : 3 cuillerées à soupe à 1 grosse poignée par litre ; laissez infuser pendant 10 minutes.
Décoction de racine : 3 cuillerées à soupe par litre cuites pendant 10 minutes pour l'usage interne et 1 poignée par litre cuite pendant 5 à 10 minutes pour l'usage externe.

Antitussive

Les fleurs de guimauve possèdent des propriétés expectorantes qui en font un excellent adjuvant du traitement des bronchites et de la toux (décoction de racine).

Anti-inflammatoire et adoucissante

Les infusion de fleurs et de feuilles combattent les irritations et les inflammations en tous genres.

En cas d'angine, associez une tisane émolliente de guimauve à des gargarismes de décoction (de guimauve seule ou de guimauve et coquelicot).

La plante possède aussi une réelle action anti-inflammatoire, digestive et urinaire (efficace contre les cystites, notamment).

En usage externe

La tisane de guimauve fait un excellent bain de bouche pour ceux qui souffrent de gingivite.

Hamamélis

(Hamamelis virginiana L.)

Cet arbuste originaire d'Amérique du Nord occupe une place de choix dans la pharmacopée traditionnelle amérindienne, qui lui attribue mille pouvoirs, comme en témoigne son nom anglais de *witch hazel* (noisetier de sorcière). Il fut introduit en Europe au début du XVIIIe siècle et immédiatement adopté.

Partie utilisée : feuilles.
Autrefois, on utilisait aussi son écorce.

Mode d'absorption
Décoction : 3 cuillerées à soupe par litre cuites pendant 10 à 15 minutes.
La cure idéale consiste à prendre de petites doses répétées de tisane.

Bon pour la circulation

L'hamamélis est riche en flavonoïdes (antioxydants de la paroi des vaisseaux) et en tanins (proanthocyanines) astringents, ce qui lui confère une action veinotonique et la propriété de renforcer la résistance des capillaires, auxquelles s'ajoute un effet anti-inflammatoire.

La tisane d'hamamélis s'utilise pour traiter les troubles veineux en tous genres : varices, jambes lourdes, hémorroïdes, couperose ou fragilité capillaire.

En usage externe

On applique aussi des compresses imbibées de décoction d'hamamélis sur les zones à traiter.

Harpagophytum

(Harpagophytum procumbens D.C.)

L'étymologie de son nom, dérivé de l'ancien verbe germanique *harpar*, qui signifie empoigner, rejoint bien son surnom de « griffes du diable » inspiré par les crochets qu'arborent ses fruits.

Utilisé en Afrique depuis les temps les plus reculés comme une quasi-panacée, il jouit à présent d'une notoriété certaine sur les cinq continents.

Partie utilisée : tubercule (racine).

Mode d'absorption
Décoction : 3 cuillerées à soupe par litre cuites pendant 20 minutes.

Soulage l'arthrite et les rhumatismes

L'harpagophytum apaise les sensations douloureuses et aide les articulations à retrouver leur souplesse. Il agit à la fois sur la douleur et sur l'inflammation, mais, à l'inverse des anti-inflammatoires chimiques, il ne possède aucune toxicité et n'agresse pas la muqueuse gastrique.

Cette plante est de ce fait fréquemment utilisée par les sportifs pour prévenir les tendinites et les douleurs articulaires.

Excellent préventif des maux d'estomac

L'harpagophytum stimule les fonctions gastriques et hépatiques.

Diurétique

Il favorise l'élimination de l'acide urique, ce qui en fait un excellent traitement de la goutte.

Houblon

(Humulus lupulus L.)

Le houblon, aussi appelé bois du diable car, à l'état sauvage, il grimpe aux arbres toujours dans le sens contraire des aiguilles d'une montre – manifestation satanique s'il en est –, était cultivé dans la plupart des jardins médicinaux francs, de la mer du Nord au Tyrol.

L'école de Salerne le disait diurétique et on le crut même un temps aphrodisiaque... mais pas du tout, il est même tout le contraire. Il demeure cependant très apprécié en médecine populaire.

Partie utilisée : fleurs femelles appelées cônes.
On ne cultive d'ailleurs que les pieds femelles, les mâles étant arrachés sans pitié (on en laisse subsister environ 1 % seulement).
Cueillette des cônes en septembre-octobre et séchage à l'air chaud (pas plus de 38 °C).

Modes d'absorption
Infusion : 1 petite poignée par litre ; laissez reposer 5 minutes.
À prendre plutôt entre les repas.
Décoction : 3 cuillerées à soupe par litre cuites pendant 3 minutes.

Ces tisanes doivent être maniées avec précaution par les sujets dépressifs car le houblon peut aggraver leur état.

Digestif

Le houblon s'emploie pour traiter l'inappétence : pour accroître votre appétit, prenez une tasse d'infusion avant chacun des principaux repas.

Pour faciliter la digestion, absorbez au contraire votre tisane après le repas.

Rééquilibrant nerveux

Le houblon contient du lupulin, un puissant sédatif qui en fait le traitement idéal de l'insomnie. Dans ce cas, on boira une tasse de décoction de houblon au coucher.

Contre la nervosité, préférez un traitement de fond à base de 2 tasses d'infusion par jour.

N'hésitez pas non plus à user et à abuser des bains

sédatifs additionnés d'une décoction concentrée de houblon.

Un seul hic à tout cela, néanmoins :
le houblon est un anaphrodisiaque,
ce qui signifie que vous risquez
de devenir trop calme.

Rééquilibrant hormonal

Cette plante contenant des phyto-œstrogènes, elle est chaudement recommandée pour traiter les troubles liés à la ménopause, ainsi qu'en cas de déficit hormonal.

En usage externe

Le houblon possède des propriétés antiseptiques liées aux résines amères qu'il contient.

On applique de ce fait avec succès des compresses d'infusion sur les ulcères variqueux. Utilisez aussi cette lotion pour laver les ulcérations, les éruptions cutanées et les blessures superficielles (préparez-la de préférence avec des plantes fraîches ou fraîchement séchées).

Hysope

(Hyssopus officinalis L.)

L'étymologie du mot semble troubler les spécialistes : si la plupart d'entre eux s'accordent à voir en lui une déformation du terme grec *azob*, désignant une plante sacrée, d'autres affirment qu'il vient de *hys* (porc) et *obs* (visage) parce que ses fleurs évoquent par leur forme un groin de cochon... À vous de trancher.

Hippocrate recommandait l'hysope contre les pleurésies et Dioscoride l'utilisait pour traiter l'asthme et le catarrhe. Elle servait aussi pour la toilette des lépreux.

Depuis, la réputation de cette « plante sorcière » d'antan ne s'est jamais démentie.

Partie utilisée : sommités fleuries.
Récolte l'été, pendant la floraison.

Mode d'absorption
Infusion : 1 à 2 cuillerées à soupe par litre ; laissez infuser 5 minutes.

> Maniez l'hysope avec la plus grande prudence si vous êtes d'un naturel nerveux, car il s'agit d'une plante excitante.
> Ne dépassez pas non plus la dose conseillée car, prise en excès, elle peut provoquer des convulsions.

Excellente contre les affections respiratoires

L'hysope est expectorante et adoucit la gorge. Employez-la additionnée ou non de miel en cas de mal de gorge et, évidemment, si vous toussez.

Vous pouvez aussi utiliser votre tisane d'hysope pour faire des gargarismes contre l'enrouement (préparez dans ce cas une infusion un peu plus concentrée : 1 poignée et demie par litre).

Cette plante fait également merveille contre l'asthme.

Antivirale

L'hysope combat rhume et grippe, et d'autant plus efficacement que l'on aura pensé à en prendre dès les premiers symptômes du mal. De plus, son action sudorifique aide l'organisme à éliminer les toxines.

La plante semble également particulièrement active contre le virus de l'herpès *(Herpes simplex)*. Si vous en souffrez, pourquoi ne pas tenter ce traitement naturel ?

Digestive

L'hysope agit sur tous les troubles de la digestion. Prise après les repas, elle suscite une sensation de légèreté et prévient d'éventuels ballonnements. Et si vous avez vraiment abusé de la bonne chère ou de plats trop riches, son action antispasmodique limitera les dégâts.

En usage externe

Appliquez sur vos contusions des compresses d'infusion concentrée d'hysope (2 poignées par litre).

Ispaghul

(Plantago ovata Forsk.)

Cette plante originaire du sous-continent indien est connue depuis toujours comme l'amie du transit intestinal.

Partie utilisée : graines.

Mode d'absorption
Infusion : 1 cuillerée à café de graines pour 1 tasse d'eau bouillante.
Absorbez ce traitement 1 ou 2 fois par jour (ou 1 seule fois le soir) en cure de fond.

Rééduque le transit intestinal

À l'inverse des laxatifs classiques, l'ispaghul ne se contente pas de traiter ponctuellement en réglant de manière plus ou moins douce un problème de constipation : pris en cure, il rééduquera peu à peu votre intestin et votre transit intestinal.

Cette tisane agit en augmentant le volume et l'hydratation des selles, tout en tapissant la paroi de l'intestin d'un pansement protecteur qui prévient toute irritation – or, c'est notamment l'irritation intestinale consécutive aux séances de purge qui finit par induire chez les consommateurs de laxatifs ordinaires une constipation de plus en plus chronique. L'ispaghul fonctionne donc à la fois par effet de masse et en lubrifiant l'intestin. Grâce à lui, votre tube digestif, apaisé, retrouvera peu à peu un rythme d'élimination plus normal et plus sain.

Coupe-faim naturel

Voici un avantage annexe des tisanes d'ispaghul qui ravira sans nul doute tous ceux qui souhaitent perdre quelques kilos... Au contact de l'eau chaude de votre tasse, les téguments des graines expriment leurs mucilages, lesquels gonflent en présence d'eau pour former un gel non assimilable par votre appareil digestif.

Ce même gel qui ira un peu plus tard se déposer sur votre paroi intestinale commence par occuper un volume certain dans votre estomac, d'où un aspect coupe-faim parfaitement naturel et dépourvu de tout danger. Ajoutons que, comme les débuts d'un régime amincissant s'accompagnent bien souvent de problèmes de constipation – parce que l'on mange moins, parce que l'on a réduit sa consommation de pain, etc. –, l'ispaghul peut se révéler à plus d'un titre un ami précieux.

De plus, en tapissant le tube digestif, il ralentit l'absorption des sucres et des graisses et emprisonne une partie des sels biliaires, qui ne pourra donc pas être réabsorbée au niveau de l'intestin. Cela va obliger votre foie à en fabriquer de nouveaux à partir du cholestérol qu'il stocke, ce qui confère aussi à l'ispaghul une action positive en cas de taux de cholestérol et/ou de triglycérides trop élevés.

Jasmin blanc

(Jasminum officinalis L.)

Cette plante d'origine orientale n'a pas tardé à envahir le monde entier, séduit par le parfum entêtant de ses fleurs. Le jasmin était la fleur préférée de Jeanne du Barry, la dernière maîtresse de Louis XV. On dit qu'elle en portait toujours et en fleurissait ses appartements parce qu'on croyait à l'époque son odeur aphrodisiaque (le souverain n'était alors plus tout jeune...).

La médecine orientale l'utilise pour sa part depuis des lustres comme sédatif. Le jasmin entre également, nous le verrons, dans la composition de mille et une tisanes de beauté employées depuis l'Antiquité.

Partie utilisée : fleurs.

Mode d'absorption
Infusion : 1 ou 2 cuillerées à soupe par litre ; laissez reposer 3 minutes.

Calmante

Boire une tasse d'infusion de jasmin avant de se coucher est un moyen aussi agréable qu'efficace pour s'assurer une nuit paisible.

Vous pouvez aussi vous plonger dans un bain apaisant au jasmin – avouez qu'un tel remède évoque de séduisants relents sybaritiques et aide à comprendre la méprise de la pauvre Mme du Barry.

Souverain contre les maux de tête

Buvez une tasse d'infusion de jasmin, allongez-vous un moment dans la pénombre et au calme et les choses ne tarderont pas à rentrer dans l'ordre.

Apaise les affections respiratoires

La tisane de jasmin est excellente en cas de rhume, de toux ou d'angine.

Kava-kava

(Piper methysticum Forsk.)

Aussi appelée simplement kava ou encore kawa-kawa (il s'agit de la transcription phonétique plus ou moins exacte d'un mot originaire du Sud-Ouest polynésien), cette plante est utilisée depuis des temps immémoriaux (plus de trois mille ans en Mélanésie) dans toutes les îles du Pacifique Sud, de la Polynésie aux Vanuatu, ainsi qu'aux îles Hawaii. On la consommait à l'origine dans ces régions à l'occasion de cérémonies, et le plus souvent sous la forme d'un breuvage fermenté doté d'un puissant pouvoir narcotique. Elle servait aussi de calmant, bien connu des guérisseurs traditionnels.

Parties utilisées : souche et racines.
On les fait sécher au soleil puis on les broie pour les réduire en poudre. Autrefois, on utilisait une meule primitive faite de deux pierres.

Pour préparer la poudre de kava-kava utilisée dans le cadre des cérémonies rituelles, on faisait mastiquer les racines séchées par de jeunes vierges.

Mode d'absorption
Décoction : 3 cuillerées à soupe par litre cuites pendant 15 minutes.

Le kava-kava s'utilise en traitement ponctuel : n'en absorbez pas quotidiennement (ou en tout cas pas plus de quelques jours d'affilée). En effet, si cette plante est dépourvue d'effets secondaires et ne présente aucun danger à dose normale, prise en excès, elle peut devenir toxique pour le foie et provoquer des éruptions cutanées squameuses. En cas de cure prolongée, on signale des cas de sécheresse cutanée accompagnée ou non d'éruptions et/ou d'ulcérations et d'ongles cassants ; ces symptômes disparaissent dès l'interruption du traitement.
Le kava-kava étant un sédatif, il ne faut pas l'associer à l'alcool, ni à la prise de médicaments antidépresseurs ou de somnifères, ni conduire ou utiliser des machines après en avoir absorbé. En fait, mieux vaut l'absorber au coucher.

Sédatif

Le kava-kava agit sur le système nerveux et, à dose modérée, provoque une sensation de paix et d'euphorie grâce à ses principes actifs, les kavalactones, qui calment l'anxiété et le stress, en se fixant sur les récepteurs cérébraux (situés dans une partie du lobe temporal) chargés de réguler l'humeur, les émotions et les temps de veille et de sommeil. La prise de kava-kava induit en tout cas une modification des tracés cérébraux similaire à celle observée après l'absorption d'anxiolytiques classiques.

Cette plante favorise de surcroît un sommeil réparateur, à l'inverse des somnifères chimiques, qui modifient les cycles de sommeil, et notamment le temps de rêve.

Un essai clinique en double aveugle récemment mené en Allemagne a établi que la prise de kava-kava réduisait de manière significative les problèmes de dépression et d'anxiété. Une étude parallèle des chercheurs de l'université du Commonwealth de Virginie a montré une réduction des symptômes de tension nerveuse chez les trente volontaires qui avaient absorbé du kava-kava. Rappelons toutefois que, dans ces deux cas, il s'agissait de traitements prescrits par des médecins. *Pris en automédication, le kava-kava ne doit être employé que de manière ponctuelle ; pas question de décider de votre propre chef d'en faire une cure de fond.*

Le kava-kava semble aussi posséder des propriétés analgésiques (recherches en cours) et promouvoir une relaxation des muscles du dos, du cou et des mâchoires en particulier. C'est donc un produit extrêmement prometteur.

Kinkéliba

(Combretum micranthus Don.)

Cette plante africaine connue sous le nom de *séguéou* chez les Wolofs et de *kolobé* chez les Bambaras fut longtemps utilisée en Afrique de l'Ouest pour traiter certaines complications sanguines graves du paludisme, ainsi que les fièvres bilieuses hématuriques, qui décimaient les Européens établis sous les tropiques. De fait, elle possède d'intéressantes propriétés antioxydantes et se révèle un excellent dépuratif.

Partie utilisée : feuilles.

Mode d'absorption
Décoction : 1 cuillerée à soupe et demie par litre cuite pendant 15 minutes.
Buvez de ce breuvage à volonté à concurrence de 1 litre et demi par jour pendant au moins 4 jours.

Excellent pour la vésicule biliaire

Comme l'avaient remarqué les coloniaux, les tisanes de kinkéliba facilitent le fonctionnement de la vésicule biliaire, améliorant au passage la digestion, et soignent les troubles les plus courants de cet organe. Bref, à l'époque, cette plante leur permettait de tenir le coup entre deux cures à Vichy, leur ville d'eaux d'élection.

Bien évidemment, le kinkéliba offre aussi ses bienfaits aux habitants des régions plus tempérées, qu'il aidera notamment à retrouver un teint plus clair et une digestion plus légère après des excès alimentaires. Les personnes sujettes aux crises de foie trouveront dans cette plante une alliée précieuse.

Il exerce également une action générale dépurative puisqu'il est légèrement diurétique, tonique et purgatif.

Antioxydant

Le kinkéliba est riche en flavonoïdes et en tanins protecteurs de l'organisme.

Lavande
(Lavandula spp.)

On en utilise plusieurs variétés (*Lavandula officinalis Chaix., Lavandula vera D.C.* et *Lavandula angustifolia Rxt.*), dotées de propriétés similaires.

Cette odorante plante méditerranéenne tient son nom du verbe latin *lavare*, laver, car les Romains ajoutaient de l'infusion de lavande dans leur bain. Rappelons que *lavanda* signifie « qui sert à laver ». C'est de la même racine qu'est issu le mot lavandière, l'ancien et tellement plus poétique vocable désignant les blanchisseuses.

La lavande tient une place de choix dans la médecine antique, tous les grands spécialistes s'accordant à reconnaître ses vertus sédatives et digestives.

Parties utilisées : fleurs ou plante entière (cette dernière servant principalement à la préparation des bains médicinaux).
Cueillette en fin de floraison, lorsque les pétales commencent à se flétrir.

Modes d'absorption
Infusion : 2 cuillerées à soupe à 1 poignée par litre ; laissez infuser 10 minutes.
Macération vineuse : 3 cuillerées à soupe par litre de vin ; laissez reposer pendant une semaine.

Sédative

La lavande combat merveilleusement – et en douceur – la nervosité, le stress, l'épuisement nerveux et les difficultés d'endormissement. Dans ce cas, on recommande un traitement de fond, soit une cure de 10 à 20 jours d'infusion de lavande, à raison de 3 tasses par jour. Pensez bien évidemment à absorber la dernière de ces tasses juste au moment de vous coucher (pour une efficacité accrue, vous pouvez aussi mélanger un peu de tilleul à votre lavande). À l'occasion, n'hésitez pas à remplacer, si vous aimez ça, votre infusion ordinaire par un petit verre de macération vineuse de lavande – tisane d'un genre un peu particulier, j'en conviens, mais tout aussi efficace.

Complétez cette cure par des bains sédatifs et délicieusement parfumés additionnés d'infusion concentrée de lavande (1 bonne poignée par litre).

Apaise les maux de tête

Au XIIIe siècle, Hildegarde de Bingen prescrivait déjà de l'infusion de lavande en usage interne et externe. Après avoir bu sa tasse de tisane, on imbibait un linge d'infusion chaude ou froide et on s'en tamponnait le front et les tempes.

De fait, absorber une tisane de lavande, puis s'allonger une demi-heure à l'ombre et au frais soulage bien des maux de tête.

Digestive

La lavande contribue aussi à aplanir la plupart des problèmes digestifs, des douleurs spasmodiques aux indigestions. On peut même l'utiliser pour calmer les coliques des nourrissons (dans ce cas, en revanche, on pensera à doser l'infusion à 1 cuillerée à soupe par litre seulement).

Prise en bain de bouche, cette tisane prévient également la mauvaise haleine.

Soulage les affections saisonnières

La tisane de lavande calme la fièvre et la toux qui accompagnent souvent les affections saisonnières telles que le rhume, la grippe ou la bronchite.

Lierre terrestre

(Glechoma hederacea L.)

On l'appelle aussi parfois gléchome ou glécome, en référence à son nom botanique.

Le lierre terrestre s'utilise depuis l'Antiquité comme tonique et pour calmer la toux. Sainte Hildegarde vantait ses vertus cicatrisantes et expectorantes et, au XVIe siècle, on l'employait de surcroît pour traiter la folie !

Partie utilisée : sommités fleuries.

Modes d'absorption

Infusion : 2 cuillerées à soupe par litre ; laissez infuser 10 minutes.

Décoction : 1 cuillerée à soupe par litre. Portez juste le breuvage à ébullition, puis laissez-le infuser pendant 10 à 15 minutes supplémentaires.

Soulage les affections respiratoires

L'infusion de lierre terrestre est souveraine contre le rhume et la sinusite.

Si vous toussez, préparez une décoction de plante dans du lait et additionnez-la d'un peu de miel pour confectionner un véritable sirop naturel.

Le lierre terrestre calme aussi les atteintes des

voies respiratoires d'origine allergique telles que le rhume des foins et l'asthme.

Digestive

Dans ce domaine, on recourra de préférence à une infusion concentrée (1 poignée par litre).

Marronnier d'Inde
(Aesculus hippocastanum L.)

Contrairement à ce que son nom laisse supposer, cet arbre n'est pas originaire d'Inde, mais plutôt du Proche-Orient, et fut ramené de Constantinople au XVIIe siècle.

Il constitue le composant essentiel de maints médicaments prescrits en cas de troubles circulatoires.

Parties utilisées : écorce des racines, écorce des rameaux (et parfois aussi graines, qui se récoltent au mois d'octobre).
L'écorce des racines et celle des rameaux possèdent des propriétés similaires, si bien que l'on peut indifféremment (sauf indication contraire) utiliser l'une ou l'autre.

Modes d'absorption
Décoction d'écorce de rameaux : 1 petite poignée par litre cuite pendant 10 minutes et infusée pendant 5 minutes supplémentaires.
Décoction d'écorce de racine : 2 cuillerées à soupe par litre cuites pendant 10 minutes.

Excellent pour la circulation sanguine

Le marron d'Inde s'utilise pour traiter tous les troubles circulatoires : jambes lourdes, varices, hémorroïdes, etc. Il agit en effet sur le tonus veineux, améliore la résistance capillaire et réduit la perméabilité membranaire grâce aux flavonoïdes anti-inflammatoires et vasoconstricteurs qu'il contient. La tisane de marron d'Inde améliore en outre la circulation lymphatique.

On conseille en général de combiner une cure par voie interne à base de décoction d'écorce, à raison de 2 tasses par jour une semaine sur deux, et des bains additionnés de décoction concentrée d'écorce (1 bonne poignée par litre).

À l'approche de la ménopause, cette plante peut aider à régulariser les règles et à prévenir l'apparition de troubles vasculaires (dans ce cas, faites des cures de 10 jours par mois, à raison de 3 tasses par jour).

Fébrifuge

En cas de fièvre, prenez un peu de décoction d'écorce de racine de marron d'Inde.

Marrube blanc

(Marrubium vulgare L.)

C'est le *marrob* hébreu (de *mar,* amer, et *rob,* suc) qui faisait partie des herbes amères de la Bible.

Les Égyptiens s'en servaient contre les affections respiratoires. Dioscoride, qui l'appelait *prasion,* vantait ses vertus régulatrices du cycle menstruel, mais le disait dangereux en cas de lésions rénales. Les Grecs d'antan croyaient aussi le marrube blanc capable de guérir les morsures des chiens enragés, ce qui lui a valu son nom anglais de *horehound,* déformation du vieil anglais *hoar hound,* qui signifiait chien enragé.

Au IXe siècle, la plante est cultivée avec amour par Strabon dans le jardin monastique de Reichenau. À la même époque, les médecins arabes, héritiers des traditions médicales égyptiennes, utilisent toujours le *farassioun* contre les affections respiratoires chroniques. On devait par la suite le recommander pour soigner les troubles du foie et de la rate, puis il eut l'honneur de figurer parmi les ingrédients de la thériaque. Enfin, au XIXe siècle, on l'employa comme fébrifuge et succédané du quinquina lorsque le blocus continental consécutif aux guerres napoléoniennes rendit cette plante amazonienne introuvable.

Détail amusant : à cette époque, on conseillait d'user du marrube blanc avec modération... car il tendait à faire maigrir ! Autres temps, autres mœurs...

Parties utilisées : sommités fleuries et parfois feuilles. Séchage à l'ombre.

Mode d'absorption
Infusion : 2 cuillerées à soupe à 1 petite poignée par litre ; laissez reposer 10 minutes.

Contres les affections respiratoires

La tisane de marrube blanc soulage la fièvre, les bronchites, les difficultés respiratoires en général et l'asthme.

Expectorante, elle fluidifie les sécrétions bronchiques et favorise leur évacuation. Elle ajoute à cela une action antitussive grâce à ses mucilages adoucissants et anti-inflammatoires, et dilate les bronches, ce qui fait d'elle l'amie des asthmatiques.

Calmant

Le marrube blanc s'utilise en traitement de fond de la nervosité (cures de 10 jours à raison de 2 tasses par jour).

Boire une tasse de tisane de cette plante au coucher favorise l'endormissement et améliore la qualité du sommeil.

Régularise les règles

Cette plante est excellente pour tous les problèmes menstruels et, plus généralement, « féminins ». Les Indiens Navajos en administraient rituellement aux jeunes accouchées pour favoriser la remise en place de leurs organes reproducteurs et un prompt rétablissement.

Bon pour le cœur

La tisane de marrube blanc exerce un effet sédatif sur le cœur des personnes atteintes de troubles du rythme cardiaque.

Mauve

(Malva sylvestris L.)

Ses vertus étaient déjà appréciées au VIIIe siècle avant notre ère. Le Romain Martial en prenait en cure après les orgies et l'*Histoire naturelle* de Pline l'Ancien regorge de recettes de potions à base de mauve. Les Italiens du XVIe siècle l'appelaient en toute simplicité *omnimorbia*, c'est-à-dire « remède à toutes les maladies ». Sans aller jusque-là, ni souscrire à la thèse pythagoricienne qui la présentait comme une plante sacrée capable de libérer l'esprit de l'esclavage des passions, admettons que la mauve ne manque pas d'atouts sur le plan médicinal.

Parties utilisées : feuilles et fleurs.

Modes d'absorption
Infusion : 2 à 3 cuillerées à soupe par litre ; laissez reposer 10 minutes.
Décoction : 1 poignée par litre cuite pendant 20 minutes et infusée pendant 10 minutes supplémentaires.

Ennemie des affections respiratoires

La mauve adoucit les voies respiratoires grâce à la présence de mucilages émollients. Elle exerce aussi une action expectorante qui lui valut autrefois d'entrer dans la composition de la fameuse tisane des quatre fleurs[1], ancêtre de nos sirops pour la toux. En cas de bronchite, on préparera d'ailleurs de préférence une infusion de fleurs.

Si vous souffrez de pharyngite, des gargarismes d'infusion de fleurs vous soulageront. Pour plus de douceur encore, confectionnez votre infusion avec du lait et aromatisez-la d'un soupçon de miel. Ce type de tisane est particulièrement recommandé le soir au coucher, le lait chaud favorisant de surcroît l'endormissement.

Les asthmatiques peuvent essayer des inhalations de décoction cuite, à pratiquer pendant 10 minutes maximum.

Calmante

En traitement de fond de la nervosité, on conseille des cures d'infusion de mauve à raison de 2 tasses par jour pendant 10 jours.

1. Voir recette p. 100.

Associez à ces tisanes des bains sédatifs additionnés d'infusion de feuilles de mauve.

Régularise le transit intestinal

La tisane de mauve draine l'intestin et la décoction de plante entière possède un effet laxatif modéré dû aux mucilages adoucissants qu'elle renferme, qui la rend très bénéfique pour les personnes souffrant de constipation ou de colites. Autrefois, on l'utilisait aussi en lavements, mais cette méthode un peu brutale est, Dieu merci, largement passée de mode.

Pour toutes ces raisons, la tisane de mauve convient aussi parfaitement au traitement des hémorroïdes. Certains conseillent d'ailleurs d'exposer les régions atteintes aux vapeurs d'une infusion concentrée de feuilles et de fleurs de mauve afin de soulager douleurs et démangeaisons. Une telle fumigation me semble toutefois un brin compliquée...

En usage externe

Badigeonnez vos aphtes de décoction de mauve à l'aide d'un Coton-Tige. La même préparation pourra aussi servir de bain de bouche désinfectant.

En cas d'abcès ou de furoncle (ou tout simplement de gros bouton enflammé), appliquez une compresse imbibée de décoction.

Mélisse

(Melissa officinalis L.)

Cette plante au doux parfum appréciée des abeilles fut de tout temps associée à ces insectes, d'où son nom savant de *melissa*, dérivé de *melissophyllon*, qui signifie « feuille des abeilles » en grec.

Les médecins arabes du Xe siècle l'utilisaient pour confectionner un cordial supposé chasser la mélancolie... surtout chez les femmes, et la jugeaient active contre les troubles nerveux en général. Quelques siècles plus tard, Paracelse, toujours optimiste, la disait capable de rendre la jeunesse à tous et l'énergie aux convalescents.

La mélisse est le composant essentiel de la légendaire Eau de mélisse des Carmes (qui contient aussi du zeste de citron, du musc, de la coriandre, de la cannelle et du clou de girofle), créée en 1611 et parée de mille précieuses vertus. Elle est notamment réputée excellente pour la digestion.

Parties utilisées : feuilles et sommités fleuries.
Feuilles : récolte avant la floraison (on peut en général faire deux récoltes par an).
Sommités fleuries : récolte pendant la floraison.

Modes d'absorption
Infusion de feuilles : 2 à 3 cuillerées à soupe par litre ; laissez reposer 5 minutes.
Décoction de sommités fleuries : 1 bonne poignée par litre cuite pendant 10 minutes.
Macération vineuse : 1 poignée par litre de vin rouge ; laissez macérer pendant 24 heures.

> La mélisse compte parmi les rares plantes absolument sans danger pour les femmes enceintes (à condition de s'en tenir à 3 tasses par jour maximum, dosées à 2 cuillerées à soupe par litre).

Digestive

La mélisse soulage efficacement la plupart des troubles digestifs par son action antispasmodique et stimulante de la vésicule biliaire et grâce à sa propension à prévenir les ballonnements et les flatulences.

Prise en infusion après les repas, elle calme aussi les douleurs gastriques ulcéreuses.

En cas de nausées, prenez une tasse d'infusion de plante entière ou un petit verre de vin de mélisse sucré à volonté. Les femmes enceintes éviteront évidemment cette seconde option et se contenteront d'une infusion légère.

Tisane de mélisse « light » contre les nausées des femmes enceintes

Faites infuser 1 cuillerée à soupe de feuilles de mélisse dans 1/2 litre d'eau bouillante. N'abusez cependant pas de ce breuvage : pas plus de 3 tasses par jour.

La tisane de mélisse soulage aussi les diarrhées et aide à rééquilibrer le transit intestinal.

Calmante

La mélisse peut s'utiliser en cure de fond de la nervosité. Elle donne également de bons résultats en période de dépression ou d'épuisement nerveux.

Si vous vous sentez surmené, prenez une tasse de tisane de mélisse au moment de vous coucher pour vous déstresser et favoriser votre assoupissement.

Vous pouvez assortir cette thérapie de bains sédatifs additionnés d'infusion de feuilles de mélisse.

Combat les problèmes respiratoires

Aux premiers symptômes de grippe ou de rhume, précipitez-vous sur votre réserve de mélisse ou, mieux, procurez-vous des feuilles de mélisse fraîches pour préparer vos tisanes.

Améliore la mémoire

La mélisse partage les propriétés tonifiantes et reconstituantes du miel et de la gelée royale.

Menthe

(Mentha spp.)

Il existe plusieurs variétés de menthe (*Mentha piperita L., Mentha spicata Huds., Mentha viridis L.*), qui possèdent sensiblement les mêmes propriétés. En matière médicinale, on emploie cependant le plus fréquemment la menthe poivrée, le *peppermint* anglais.

Selon la légende, Mintha était une – trop – ravissante nymphe que Perséphone, la jalouse épouse du dieu des Enfers, transforma en plante, afin qu'elle ne puisse plus séduire les dieux et les mortels que par son parfum.

Hippocrate considérait cette plante comme un aphrodisiaque et l'utilisait pour traiter l'impuissance.

Hippocrate interdisait la menthe aux soldats car, étant selon lui aphrodisiaque, elle risquait de les détourner de leurs devoirs militaires...

Pline, lui, la tenait pour analgésique, mais la déconseillait en revanche aux jeunes époux, qu'elle risquait d'après lui de décourager de procréer. Sachez, amants perplexes, que la science moderne a tranché en faveur d'Hippocrate.

Utilisée en médecine chinoise comme antispasmodique et comme calmant, elle occupe une place à part dans toutes les traditions médicales de l'Orient, les Philippins allant même jusqu'à l'appeler en toute simplicité *yerba buena,* c'est-à-dire bonne herbe.

Partie utilisée : feuilles (fraîches de préférence).
Récolte avant la floraison (on peut en général cuiellir les feuilles de menthe deux fois, en juillet-août et en septembre) et au fur et à mesure pour les feuilles fraîches.

Mode d'absorption
Infusion : 2 à 3 cuillerées à soupe par litre ; laissez infuser 10 minutes.

> Si inoffensive qu'elle puisse paraître, la menthe est cependant rigoureusement interdite aux bébés.
> Évitez aussi cette plante si vous allaitez car la menthe réduit parfois la production de lait. La tisane de menthe était d'ailleurs autrefois interdite aux nourrices.
> Maniez également la menthe avec prudence si vous souffrez de problèmes biliaires, car elle risque d'exacerber ceux-ci.
> Rappelons enfin qu'elle est normalement interdite aux personnes suivant un traitement homéopathique (certains praticiens autorisent cependant l'absorption de tisane de menthe loin des heures de prise des médicaments homéopathiques).

Tonique et stimulante

On associera des tisanes de menthe à des bains toniques additionnés d'infusion.

Attention, tout de même : comme toutes les substances toniques, la menthe prise en excès peut énerver et empêcher de dormir. Donc, si vous êtes sensible aux excitants, évitez d'absorber cette tisane le soir.

Digestive

La prise de tisane de menthe apaise les sécrétions gastriques et calme les douleurs d'estomac. Elle agit aussi contre l'aérophagie, le météorisme et les flatulences. Enfin, son action antispasmodique lui permet de combattre les nausées, le mal des transports, le hoquet et les coliques.

Soulage les affections saisonnières

En cas de rhume ou de toux, prenez une bonne infusion de menthe. L'utilisation de cette plante pour soigner les manifestations du rhume est d'ailleurs cautionnée par la FDA aux États-Unis. La menthe agit en outre sur les maux de tête qui accompagnent souvent ces manifestations.

Vous pouvez faire des inhalations de tisane de menthe pour décongestionner votre nez et vos sinus et profiter ainsi des bienfaits du menthol rafraîchissant contenu dans cette plante.

En usage externe

La tisane de menthe s'utilise en bains d'yeux en cas d'inflammation oculaire.

Millepertuis
(Hypericum perforatum L.)

Il tire son nom des multiples petits trous (en réalité des capsules d'huile) de ses feuilles : en vieux français, *pertuis* désignait un trou. On l'appelle aussi herbe de la Saint-Jean car la légende veut que le chevalier saint Jean de Jérusalem ait utilisé du millepertuis pour soigner des guerriers blessés sur les champs de bataille des croisades.

La médecine l'emploie dans toute l'Europe depuis longtemps. Ainsi les médecins gallois du Moyen Âge traitaient-ils les engelures avec une pommade cicatrisante au millepertuis faite de décoction de racines de cette plante mélangée avec du lait caillé et du saindoux.

Le millepertuis était également réputé chasser les mauvais esprits. C'est pourquoi on en faisait souvent boire aux « fous ». Les découvertes médicales récentes relatives à ses vertus calmantes et antidépressives – qui lui ont valu le surnom de Prozac végétal – ont montré que ce n'était pas une si mauvaise idée...

Le millepertuis est actuellement le médicament phytothérapique le plus vendu au monde et au moins trente millions de personnes en consomment au quotidien en Occident.

Partie utilisée : sommités fleuries séchées.

> On ne confectionne jamais de tisane de millepertuis frais.

Récolte au début de l'été et séchage à l'ombre. Sachez que cette plante se cultive très facilement.

Modes d'absorption

Infusion : 2 ou 3 cuillerées à soupe par litre ; laissez infuser pendant 10 minutes.

Décoction : 2 ou 3 cuillerées à soupe par litre cuites pendant 3 minutes.

Absorbez de préférence cette tisane près d'un repas. Pour adoucir son goût amer, vous pouvez lui ajouter un peu de miel ou deux feuilles de mélisse.

Attention : l'absorption de tisane de millepertuis provoque souvent des phénomènes de photosensibilisation[1]. Évitez donc de vous exposer au soleil pendant le traitement et prévoyez de porter des lunettes de soleil s'il fait beau.

N'associez jamais millepertuis et médicaments antidépresseurs appartenant à la classe des IMAO : ils font mauvais ménage.

Les puristes conseillent aussi d'éviter de consommer simultanément votre tisane de millepertuis et des aliments contenant de la tyramine, un acide aminé (fromage, vin, harengs et levures).

Enfin, sachez que des études menées sur des hamsters laissent supposer que l'absorption de millepertuis pourrait réduire la fécondité féminine.

Antidépresseur

Le principe actif du millepertuis, l'hypéricine, contribue, tout comme les antidépresseurs de la classe SSII (inhibiteurs de sérotonine), à réguler la sécrétion cérébrale de cette hormone. Cela fait de cette plante un atout précieux pour traiter les dépressions légères à modérées, notamment chez les patients qui ne souhaitent pas absorber d'antidépresseurs chimiques ou qui ne les supportent pas.

1. Voir p. 86.

D'après les premiers essais cliniques menés en double aveugle, il semble en effet que, bien dosé, le millepertuis se révèle aussi efficace que ses cousins « modernes », sans produire aucun des effets indésirables souvent reprochés à ces derniers. *Attention : il s'agit évidemment de traitements de fond qui ne relèvent en aucun cas de l'automédication. Seul un médecin est compétent pour diagnostiquer un syndrome dépressif et pour prescrire le traitement adéquat.*

Le millepertuis, antidépresseur « vert » du IIIe millénaire ? On en saura plus en 2001, avec la publication des résultats d'une étude d'envergure actuellement menée aux Etats-Unis sur les effets – positifs et négatifs, secondaires ou indésirables – de cette plante.

Plus généralement, prise de manière ponctuelle, la tisane de millepertuis aide à soulager l'anxiété, la tension nerveuse et les perturbations émotionnelles diverses, ainsi que les manifestations associées au syndrome prémenstruel.

On la dit également active contre la frigidité féminine et l'impuissance masculine lorsque celles-ci sont liées à des problèmes de tension nerveuse. On recommande dans ce cas aux deux partenaires d'absorber chacun une tasse d'infusion de millepertuis le soir au coucher.

Antiseptique urinaire

En cas de cystite, buvez une tasse d'infusion de millepertuis avant chaque repas.

Bon pour les affections respiratoires

Le millepertuis s'utilise aussi pour traiter les difficultés respiratoires liées aux bronchites ou à l'asthme.

En usage externe

Tel saint Jean de Jérusalem, n'hésitez pas à tirer parti des vertus antiseptiques du millepertuis, par exemple pour nettoyer les plaies et bosses superficielles récoltées par vos rejetons sur les champs de bataille de la cour de récréation. À l'inverse de la plupart des antiseptiques chimiques, la décoction de millepertuis ne « pique » pas. Que cela ne vous empêche cependant pas d'appliquer ensuite un désinfectant plus moderne. Deux précautions valent mieux qu'une !

Cette même lotion soulagera aussi les démangeaisons liées aux affections cutanées et favorisera la cicatrisation des lésions.

Oranger bigaradier

(Citrus aurantium L.)

Il s'agit ici de l'oranger amer, le seul employé en médecine et le père de la fameuse eau de fleurs d'oranger – produit de la distillation de 1 kg de fleurs pour 1 litre d'eau réduit de moitié. Cet élixir possède des propriétés calmantes et antispasmodiques reconnues.

Parties utilisées : fleurs et feuilles.
Récolte des boutons floraux le matin après l'évaporation de la rosée et séchage rapide à l'ombre. Malheureusement, ces fleurs délicates se conservent mal.

Modes d'absorption
Infusion de fleurs : 1 petite poignée par litre ; laissez reposer 10 minutes.
Infusion de feuilles : 3 cuillerées à soupe par litre ; laissez infuser 15 minutes.

Calmant

Les tisanes de fleurs ou de feuilles d'oranger sont le remède de choix des troubles nerveux mineurs tels que la neurasthénie, les crises de nerfs ou l'insomnie.

Aux infusions absorbées par voie interne on conseille d'adjoindre des bains additionnés d'infusion concentrée de fleurs d'oranger ou d'un mélange de fleurs et de feuilles (2 poignées par litre).

Digestive

La tisane de feuilles d'oranger favorise la digestion. Elle a en outre une action antispasmodique, bien utile par exemple en cas de hoquet rebelle.

Origan et marjolaine
(Origanum vulgare L.
et *Origanum majorana L.)*

Il s'agit de la version sauvage (l'origan) et de la version cultivée (la marjolaine) d'une même plante. Ces plantes appréciées depuis l'Antiquité tant pour leurs vertus gustatives que pour leurs bienfaits sont d'ailleurs honorées par leur nom même, qui signifie

« éclat de la montagne » (du grec *oros*, montagne, et *ganos*, éclat).

Partie utilisée : sommités fleuries.
Récolte en juillet-août.

Modes d'absorption
Infusion : 1 poignée par litre ; laissez infuser 5 à 10 minutes.
Macération : 1 poignée par litre de vin rouge ; laissez reposer pendant 10 jours et vous obtiendrez une agréable boisson apéritive et digestive.

Facilitent la digestion

Ces plantes sont à la fois apéritives (c'est-à-dire qu'elles ouvrent l'appétit) et digestives : elles vous évitent de pâtir de la gourmandise qu'elles ont éveillée en vous !

Si vous souffrez de brûlures d'estomac ou de ballonnements, une tasse d'infusion prise entre les repas ou, si vous préférez, un petit verre de vin digestif, vous soulageront sans tarder.

Calmantes

Les tisanes d'origan et de marjolaine constituent un excellent traitement de fond de la nervosité (prenez-en 2 tasses par jour pendant 20 jours) car elles contribuent à rééquilibrer le système nerveux et à le rendre mieux apte à gérer les stress quotidiens.

Si vous avez du mal à vous endormir, prenez-en une tasse au moment de vous mettre au lit.

Ces tisanes donnent aussi de bons résultats comme adjuvant des traitements antiépileptiques, contre les maux de tête d'origine nerveuse et contre les problèmes de tension musculaire.

Régularisent les règles

Elles calment les douleurs menstruelles.

Adoucissent la gorge et calment la toux

La tisane d'origan ou de marjolaine possède une action antitussive, surtout lorsqu'on lui ajoute quelques gouttes de miel.

En cas de trachéite, buvez plutôt une décoction préparée avec 3 cuillerées à soupe de plante par litre mijotées pendant 5 minutes et passée immédiatement.

En usage externe

L'origan et la marjolaine permettent de préparer des bains tonifiants antirhumatismaux aussi agréables à prendre qu'efficaces. Pour en améliorer encore la formule, ajoutez-leur un peu de serpolet et de sauge. Ces bains présentent l'avantage supplémentaire d'effacer la fatigue. Retenez-en donc la recette pour les soirs où vous devez ressortir après une dure journée de labeur... même si vous ne souffrez pas de rhumatismes.

Ortie

(Urtica dioica L.)

Cette piquante plante s'utilise en médecine depuis fort longtemps, mais pas toujours sous forme de tisanes puisqu'on traitait par exemple autrefois les rhumatismes en flagellant tout simplement le patient avec une brassée d'orties. Voilà qui évoque assez bien ces légendaires méthodes thérapeutiques chinoises qui consistaient à provoquer une douleur nouvelle pour faire oublier l'ancienne.

En fait, la médecine chinoise se servait de cette

plante de manière beaucoup plus classique, en tisanes destinées à « tonifier le sang et les fluides corporels ».

Dédiée à Aphrodite,
l'ortie symbolisait pour les Grecs
– de façon assez inattendue – la luxure
et la vie éternelle.

Les Romains croyaient eux aussi ses graines aphrodisiaques, ce qui explique sans doute qu'une des recettes de philtres données par Ovide dans son *Art d'aimer* en contienne.

Parties utilisées : feuilles seules ou avec tiges, racines. Récolte pendant la floraison (été).
Un bon conseil : enfilez une paire de gants de jardinage pour éviter de vous piquer les mains. En cas d'erreur de manipulation, appliquez immédiatement sur la piqûre du suc de pissenlit (celui que renferment les tiges florales est le plus efficace) ou de feuilles de plantain, ou encore un peu de vinaigre.

Modes d'absorption
Infusion : 3 cuillerées à soupe par litre ; laissez infuser 15 minutes.
Décoction : pour l'usage interne, faites bouillir 1 petite poignée par litre pendant 10 minutes, puis laissez-la infuser 5 minutes supplémentaires ; en usage externe, comptez 2 poignées par litre cuites pendant 20 minutes.

Ne consommez jamais les graines d'ortie, qui sont purgatives. Je sais, les Anciens les croyaient aphrodisiaques, mais croyez-moi, si vous en absorbez, vous risquez d'obtenir un tout autre effet que celui que vous escomptiez...

Dépurative et reminéralisante

Les feuilles d'ortie sont de ce fait excellentes en cas d'arthrite, de rhumatismes ou de goutte. Leur richesse en silice leur confère une action reminéralisante qui favorise la reconstitution des cartilages usés des personnes atteintes d'arthrose et/ou de rhumatismes.

Tonique

Sa richesse en vitamines (provitamine A, vitamine C, vitamines B2, B5 et B9), en oligoéléments (fer, magnésium, cuivre et zinc notamment) et en acides aminés essentiels fait de la tisane de feuilles d'ortie un bon antiasthénique qui favorise la lutte contre la fatigue, régule le sommeil et exerce dans le même temps une action positive sur l'anxiété et sur les états dépressifs. Elle améliore également l'attention.

Contre l'anémie et la fatigue, faites une cure d'infusion de feuilles fraîches hachées dans un verre d'eau chaude, que vous laisserez infuser pendant 1 heure avant de la filtrer en exprimant le suc de la plante.

Enfin, la tisane d'ortie est recommandée en cure de printemps : pendant une semaine, buvez chaque jour 4 à 6 grandes tasses de décoction d'ortie, afin de désintoxiquer votre organisme.

Astringente

Les feuilles d'ortie calment les diarrhées.

Favorise la lactation

On conseille aux mamans qui allaitent des tisanes de feuilles d'ortie.

Bonne pour les troubles bénins de la prostate

La racine d'ortie détient des propriétés bien spécifiques. Elle agit en effet sur les troubles liés à l'adénome prostatique bénin (notamment les problèmes de miction) car elle renferme des stérols qui limitent l'hypertrophie de cet organe et les désagréments liés à ce processus.

En usage externe

On emploie la décoction de feuilles d'ortie pour baigner les affections cutanées (eczéma, psoriasis) et pour nettoyer les brûlures superficielles, les piqûres d'insectes et les plaies légères.

Passiflore

(Passiflora incarnata L.)

Cette plante originaire d'Amérique tropicale fut rapportée de la forêt amazonienne par les conquistadors. Elle tire son nom de la ressemblance de ses étamines et de ses pistils avec les instruments de la Passion du Christ (on l'appelle d'ailleurs parfois aussi fleur de la Passion).

Elle servait de sédatif aux Aztèques et les nazis tentèrent d'en extraire un sérum de vérité.

Partie utilisée : fleurs.

Mode d'absorption
Infusion : 3 cuillerées à soupe par litre ; laissez reposer 5 à 10 minutes.

Sédative

La tisane de passiflore induit une relaxation musculaire qui favorise l'endormissement sans provoquer de somnolence ni de baisses d'attention diurnes. Elle n'engendre pas non plus d'accoutumance et suscite de surcroît un sommeil réparateur.

Elle donne de bons résultats dans le traitement de l'insomnie, de l'angoisse, de la nervosité, des colites spasmodiques et des migraines d'origine nerveuse ainsi que des troubles psychiques liés à la ménopause. La passiflore constitue aussi un adjuvant précieux des traitements antidépresseurs.

Utilisée pour aider les alcooliques et les toxicomanes en phase de désintoxication, la passiflore, à l'inverse des autres sédatifs, ne présente aucune toxicité. Elle facilite aussi le sevrage des somnifères classiques : on remplace très progressivement ceux-ci par des tisanes de passiflore (ou parfois de passiflore et d'aubépine).

On recommande en général, dans tous les cas, de prendre en plus des bains sédatifs additionnés d'infusion de passiflore.

Persil

(Petroselinum crispum L.)

Les Grecs lui vouaient une confiance aveugle, allant jusqu'à croire qu'une décoction de suc de persil pouvait suffire à ranimer un mourant. La plante était aussi selon eux propre à exciter l'appétit et la bonne humeur, et ils en portaient des couronnes lors des banquets dans l'espoir que ses feuilles absorbent les vapeurs d'alcool et les préservent de l'ébriété (on peut supposer qu'une telle recette était née du cerveau d'un ivrogne impénitent).

Parties utilisées : feuilles, graines, racines.

Modes d'absorption
Infusion de feuilles : 1 poignée par litre ; laissez infuser 10 minutes.
Infusion de graines : 1 cuillerée à café par litre ; laissez infuser 10 minutes.
Décoction de racine : 2 cuillerées à soupe à 1 poignée par litre cuites pendant 5 minutes et infusées pendant 15 minutes supplémentaires.

Tonifiant

Le persil compte parmi les plantes les plus riches en vitamine C, en provitamine A (1 cuillerée à café de persil par jour suffirait à assurer l'AJR[1] de ces deux éléments), en vitamine E, en fer, en calcium, en potassium et en manganèse.

Digestif

Les infusions de feuilles ou de graines de persil facilitent la digestion et purifient l'haleine.

Dépuratif et diurétique

On conseille à ce titre contre les rhumatismes une décoction de racine de persil.

1. Apport journalier recommandé.

Antihistaminique

Le persil exerce une légère action antihistaminique bien pratique en période de rhume des foins.

En usage externe

La décoction de persil donne d'excellents bains d'yeux décongestionnants.

Pin sylvestre et sapin blanc

(Pinus silvestris L. et *Abies alba L.)*

Ces deux résineux sont appréciés depuis l'Antiquité pour leur effet bénéfique sur l'appareil respiratoire. Les médecins égyptiens comme Hippocrate ou les praticiens arabes y recouraient souvent. Les deux espèces offrent peu ou prou des propriétés médicinales équivalentes, si bien que, sauf indication contraire, vous pouvez utiliser indifféremment celle de votre choix.

Parties utilisées : bourgeons et aiguilles.
Récolte des bourgeons en février-mars, quand ils exsudent de la résine, après quoi on les fait sécher pendant un ou deux mois dans une pièce bien aérée (idéalement, entamez le processus de dessiccation par un passage au four tiède [1]).

Modes d'absorption
Infusion de bourgeons : 3 cuillerées à soupe par litre ; laissez infuser 15 minutes.
Décoction de bourgeons : 3 cuillerées à soupe par litre cuites pendant 15 minutes.
Décoction d'aiguilles : 1 poignée par litre cuite pendant 30 minutes.

1. Voir II, p. 58.

Macération de bourgeons : 3 cuillerées à soupe par litre ; laissez macérer pendant 2 heures.
Macération vineuse : 1 bonne poignée par litre de vin blanc ; laissez reposer pendant une semaine, puis sucrez à volonté (cette recette peut aussi se préparer avec de la bière).

Calmants

Ces deux arbres possèdent des propriétés sédatives précieuses en cas d'insomnie ou de douleurs d'origine nerveuse.

Pour plus d'efficacité, associez à votre cure de tisane des bains calmants parfumés de décoction de bourgeons de pin ou de sapin.

Bons pour les affections des voies respiratoires

En cas de bronchite, une infusion concentrée de bourgeons de sapin blanc (1 poignée et demie par litre infusée pendant 10 minutes) soulagera vos symptômes de manière notable.

Vous pouvez aussi pratiquer des inhalations d'infusion de bourgeons de pin et prendre des bains réchauffants antibronchites additionnés d'infusion de bourgeons de l'une ou l'autre espèce.

Notons à cet égard que les infusions de bourgeons de pin sylvestre, qui dégagent les bronches, sont excellentes pour les asthmatiques.

Enfin, un enrouement résiste rarement à quelques gargarismes de décoction de bourgeons de pin.

De plus, comme elles possèdent une action sudorifique, ces deux plantes favorisent l'élimination des toxines. Dans ce cas précis, je vous recommande plutôt une décoction d'aiguilles de pin.

Diurétique

Les tisanes de pin et de sapin sont idéales pour lutter contre tous les troubles urinaires. En cas de cystite, absorbez de l'infusion de bourgeons loin des repas.

En usage externe

La tisane de sapin, très adoucissante, s'emploie en infusion pour le lavage des ulcérations cutanés. En décoction, elle donne une lotion à appliquer sur les varices. On en ajoutera aussi à son bain en cas d'irritation vaginale ou vulvaire (en cure d'une semaine).

Les décoctions d'aiguilles de pin, stimulantes et fortifiantes, donnent d'excellents bains antifatigue (ajouter 3 litres de cette tisane à un bain chaud).

Enfin, si vous souffrez de goutte, ajoutez à votre bain une décoction de bourgeons de pin (ou d'un mélange de bourgeons et d'aiguilles).

Pissenlit

(Taraxacum officinale Web.)

La légende veut que le pissenlit soit né de la poussière soulevée par le char d'Apollon (qui représente le Soleil dans la mythologie grecque) et que sa fleur en ait gardé la couleur jaune. On l'appelait autrefois dent de lion (comme le font toujours les Anglo-Saxons, qui le nomment *dandelion*), car la forme dentelée de ses feuilles évoque les crocs de ce fauve. Il collectionna quelques autres surnoms poétiques – fleur des beaux garçons ou chandelle du curé –, mais n'en conserva aucun et hérita en définitive d'un nom vulgaire qui fait référence à ses propriétés diurétiques de manière beaucoup plus prosaïque – pour ne pas dire triviale.

Le pissenlit est cité pour la première fois dans *Ortus sanitatis*, un ouvrage médical daté de 1485. En 1546, Bock le préconise comme diurétique, et son contemporain Tabernaemontus le présente comme un cicatrisant inégalable. Par la suite, il devait un peu tomber dans l'oubli, pour n'être réhabilité qu'au XIXe siècle.

Plus à l'est, la plante figure dans les herbiers chinois à partir du VIIe siècle. Les praticiens locaux utilisent la plante entière *(pu gong ying)* pour « rafraîchir le sang », éliminer les toxines et stimuler les fonctions rénales et hépatiques.

Parties utilisées : feuilles (de préférence fraîches), racine.
En Occident, on les emploie en général séparément.
Récolte des feuilles en été et en automne ; récolte des racines au printemps.

Modes d'absorption
Infusion de feuilles : 2 à 3 cuillerées à soupe par litre ; laissez reposer 10 minutes.
Infusion de fleurs : 2 poignées par litre ; laissez infuser 10 minutes.
Décoction de racine : 1 poignée par litre cuite pendant 15 minutes.

Digestif

Le pissenlit favorise la digestion en stimulant sans violence les fonctions digestives, et régularise de ce fait le transit intestinal. Il est d'ailleurs utilisé comme laxatif doux dans les pays anglo-saxons.

La décoction de plante hachée facilite aussi l'évacuation d'éventuels calculs biliaires.

Diurétique, sudorifique et dépuratif

Grâce à son action diurétique, la décoction de racine de pissenlit favorise l'élimination des calculs rénaux. Son efficacité dépurative la fait également recommander aux rhumatisants.

Aux personnes souffrant de goutte ou d'eczéma, on conseille plutôt une infusion de feuilles.

Bon pour la circulation

On emploiera des décoctions assez concentrées de feuilles et de racine (1 bonne poignée par litre bouillie pendant 15 minutes) par voie interne et par voie externe. Ajoutez cette décoction à votre bain, ou plongez seulement la partie endolorie dans la décoction refroidie. Ces traitement contribuent à prévenir et à soulager les varices et les hémorroïdes.

Pivoine

(Paeonia officinalis L.)

Cette jolie fleur aux pétales touffus louée par John Keats tiendrait son nom savant de Paeos, médecin légendaire des poèmes d'Homère. En Chine, elle symbolisait la gloire impériale.

La pharmacopée chinoise utilise exclusivement la racine de cette plante et l'écorce de sa racine (appelée *mu dan pi*) et distingue les variétés rouge et blanche (en fait, il s'agit de variétés voisines, *Paeonia lactifora* et *Paeonia suffruticosa*), dotées de vertus proches de celles de notre pivoine officinale.

Citée dans les premiers écrits médicaux grecs comme traitement spécifique de l'épilepsie, la pivoine fut employée pour lutter contre cette maladie jusqu'au XIXe siècle.

À en croire Pline, la tisane de pivoine nous protégerait aussi « des illusions moqueuses que les faunes nous donnent dans notre sommeil ».

Parties utilisées : fleurs et rhizome (racine).

Modes d'absorption
Infusion de fleurs séchées : 1 poignée par litre ; laissez reposer 10 minutes.
Décoction de racine : 2 à 3 cuillerées à soupe par litre cuites pendant 10 minutes.

> Ne consommez jamais les graines des pivoines, qui sont toxiques.

Calmante

Cet antispasmodique s'absorbe en cure de fond contre la nervosité, les palpitations et autres troubles du même acabit. On opte alors pour l'infusion de fleurs.

Régularise les règles

La tisane de pivoine prévient aussi le syndrome prémenstruel, ou du moins elle en limite les méfaits. La pharmacopée chinoise recommande à cet égard la racine de pivoine blanche *(bai shao yao)*, à absorber en cures afin de régulariser le cycle menstruel.

Antitussive

L'infusion de fleurs de pivoine calme les toux d'irritation.

En usage externe

La tisane de racine de pivoine améliore la circulation sanguine et le retour veineux. On la recommande donc en décoction, à utiliser sous forme de lotion ou en compresses contre les hémorroïdes et les varices.

Si vous souffrez d'une affection cutanée, préférez une décoction de racine de pivoine rouge (le *chi shao yao* de la pharmacopée chinoise) et, pour traiter un furoncle ou un abcès, une décoction d'écorce de racine.

Prêle

(Equisetum arvense L.)

Cette plante très ancienne puisque vieille de près de trois cents millions d'années a coexisté avec les dinosaures (et leur a sans doute aussi servi de goûter) avant d'être chantée par les troubadours. Une légende celtique veut que sa présence révèle l'existence d'une nappe phréatique souterraine – en réalité, elle pousse toujours dans des terrains humides.

La prêle doit son nom à sa saveur âpre (*asper*, en latin, qui s'est déformé en prêle). Pline L'Ancien la surnommait, non sans humour, poil de la terre, en référence à son aspect hirsute.

Considérée dans la Rome antique comme un tonique général et couramment utilisée au XVIe siècle comme diurétique, elle était tout aussi appréciée à l'autre bout du monde : le *mu zhei* chinois servait en effet à traiter la fièvre et les infections oculaires.

Partie utilisée : tiges stériles.
Récolte en été et séchage au soleil ou au four.

Mode d'absorption
Décoction : 3 cuillerées à soupe à 1 poignée par litre cuites pendant 10 minutes.

Ne prolongez pas vos cures de prêle au-delà de 2 semaines.

Reminéralisante

La prêle, véritable fossile végétal vivant, se caractérise par sa richesse inusitée en fer et surtout en silice. Or, cette dernière a pour propriété de stimuler la synthèse du collagène dans les tissus osseux et conjonctifs.

Autrement dit, une cure de tisane de prêle ne peut que faciliter la consolidation des os après une fracture, tout en améliorant la résistance des tissus conjonctifs. Elle est aussi excellente pour les personnes souffrant de fragilité osseuse et favorise la reconstitution des cartilages endommagés par l'arthrose et les rhumatismes. Quand on sait qu'une fraction importante de la population senior souffre de carences en silice, on comprend l'intérêt potentiel de cures régulières de tisane de prêle !

Les lecteurs plus jeunes, qui ne se sentent pas encore concernés par l'arthrose – à tort car on sait aujourd'hui que ce phénomène commence dès avant la trentaine – ni par les rhumatismes, apprendront que la prêle améliore également la souplesse des tendons et leur résistance dans le cadre d'une activité sportive.

Diurétique

Riche en sels de potassium, la prêle prévient efficacement la rétention d'eau. Elle constitue aussi une alliée précieuse en cas de calculs rénaux, d'inflammation urinaire et de troubles prostatiques.

Régularise les règles

On l'utilisera alors en cure de fond à raison de 2 tasses par jour pendant les dix derniers jours du cycle.

La tisane de prêle se révèle aussi efficace en cas de règles trop abondantes, grâce à son pouvoir hémostatique.

En usage externe

Toujours grâce à ce pouvoir hémostatique, elle arrête rapidement les saignements de nez si l'on glisse dans la narine en cause un coton imbibé de décoction de prêle.

Comme cette plante possède en outre des vertus antiseptiques, on s'en sert aussi pour confectionner des gargarismes contre les aphtes, les gingivites et les inflammations de la gorge (avec de la décoction diluée à l'aide d'eau bouillie), ainsi que pour soigner les panaris (avec des compresses imbibées de décoction) et pour baigner les affections cutanées.

On en fait aussi des bains d'yeux pour traiter les conjonctivites.

Réglisse

(Glycyrrhiza glabra L.)

En grec, *glukurrhidza,* version originale du nom savant de cette plante, signifie racine sucrée. Celle-ci est utilisée en médecine depuis au moins cinq siècles avant notre ère et la réglisse est maintes fois mentionnée dans les écrits de Théophraste, de Dioscoride et de Pierre Crescenzi (Bologne, XIIIe siècle).

La médecine chinoise la pare quant à elle du titre révérencieux de *gan cao*, le « grand désintoxiquant ».

Partie utilisée : racine.
Arrachage à l'automne au bout de 3 ans.

Modes d'absorption
Infusion : 2 à 3 cuillerées à soupe par litre ; laissez infuser 10 minutes.
Décoction de racine écrasée : 1 poignée par litre ; portez à ébullition puis laissez infuser pendant 2 heures.
Macération : 1 petite poignée par litre ; laissez reposer pendant une nuit.

Attention : à haute dose (à partir de 3 tasses par jour) ou en traitement prolongé (au-delà de 6 semaines d'affilée), la tisane de réglisse peut provoquer des hausses de tension artérielle, des maux de tête et/ou un sentiment de léthargie. Elle est donc interdite aux personnes atteintes d'hypertension. Parlez-en à votre médecin.
De même, la tisane de réglisse est formellement contre-indiquée en cas de traitement à base de digoxine.

Soigne les gastrites et les ulcères

On le sait, et on l'exploite depuis 1950, le principe actif de la réglisse, la glycyrrhizine (ou acide glycyrrhizique), diminue l'acidité gastrique et exerce une action antispasmodique. On recommande pour un effet maximal de boire 1 litre de décoction de réglisse par jour, *mais un tel traitement ne doit pas être entrepris sans avis médical à cause des ses effets secondaires possibles (voir ci-dessus).*

En revanche, la réglisse est tout aussi efficace, de manière ponctuelle, contre les brûlures d'estomac : buvez une tasse de décoction lors des crises douloureuses.

Elle possède également une action antinauséeuse.

Bonne pour les affections respiratoires

La tisane de réglisse peut être expectorante (en infusion) ou antitussive (en macération). On la conseille donc chaudement aux patients souffrant de bronchite ou d'asthme.

Tonique général

En Chine, on concocte une boisson tonique composée de réglisse et de ginseng, que l'on absorbe quotidiennement en cures de 10 ou 20 jours, lors des changements de saison.

Laxative

La décoction de réglisse possède un effet laxatif doux.

Antivirale ?

De récentes découvertes laissent supposer que la réglisse pourrait posséder une action antivirale efficace sur le virus de l'herpès.

En usage externe

La tisane de réglisse peut aussi jouer les bains de bouche antiseptiques (préparez alors une décoction concentrée : 4 poignées par litre cuites pendant 5 minutes) ou les collyres antibactériens en cas de conjonctivite (on appliquera sur l'œil malade des compresses d'infusion concentrée confectionnée avec 2 poignées par litre infusées pendant 1 heure).

Reine-des-prés

(Filipendula ulmaria L.)

On l'appelle aussi ulmaire. Connue dès le Moyen Âge, elle ne commença à réellement être exploitée par le corps médical qu'à partir de la Renaissance. Dès lors, les praticiens et guérisseurs de toute l'Europe la prescrivirent pour soulager la fièvre et la douleur. Au XVIe siècle, on préconisait une décoction de feuilles de reine-des-prés dans du vin pour combattre les accès de fièvre quarte (une forme de paludisme qui sévissait à l'état endémique dans nos contrées à l'époque).

Ses principes actifs anti-inflammatoires ont été découverts dans les années 1830 : ce sont les salicylates, qui ont donné naissance à l'aspirine. Celle dernière tire d'ailleurs son nom de l'ancien nom botanique de la reine-des-prés, *Spiraea ulmaria*.

Partie utilisée : sommités fleuries.
Cueillette avant l'épanouissement complet des fleurs, en juillet-août, puis séchage rapide.

Mode d'absorption
Infusion : 3 cuillerées à soupe à 1 poignée par litre ; laissez infuser 10 minutes.

> N'absorbez jamais de tisane de reine-des-prés si vous êtes allergique ou même hypersensible aux salicylés ou à l'aspirine.

Souveraine contre la grippe, les rhumatismes et les maux de tête

Cette aspirine végétale détient – tout comme le saule blanc – les mêmes propriétés anti-inflammatoires et antipyrétiques (fébrifuges) que le comprimé blanc qui l'a remplacée dans nos armoires à pharmacie, sans ses effets indésirables.

Dilate les vaisseaux et tonifie le cœur

Tout comme l'aspirine, la tisane de reine-des-prés contribue ainsi à la prévention des accidents cardio-vasculaires et de l'hypertension. Ajoutons qu'elle contient de prometteurs flavonoïdes antioxydants.

Diurétique

Cette plante augmente la diurèse, ce qui en fait un atout précieux dans la lutte contre l'excédent pondéral et la cellulite[1], ainsi que pour l'élimination de l'urée et le traitement de la goutte.

Romarin
(Rosmarinus officinalis L.)

On ignore d'où lui vient son joli nom latin de rosée de mer (de *ros*, rosée, et *marinus*, de la mer). Au début du XVIIe siècle, la reine Isabelle de Hongrie aurait, dit-on, retrouvé grâce à cette plante la santé et une seconde jeunesse – alors qu'elle était âgée de plus de soixante-dix ans, âge canonique pour l'époque. Elle prétendait tenir tout simplement d'un ange la recette de sa fameuse eau tonifiante, véritable panacée et élixir de jouvence, tou-

1. Pour plus de détails sur ce sujet, reportez-vous au IV.

jours commercialisée aujourd'hui sous le nom d'Eau de la reine de Hongrie. Cette lotion demeura très en vogue dans toute l'Europe jusqu'à la Révolution.

Le romarin est aussi supposé chasser les cauchemars si l'on en place un brin sous son oreiller.

On dit que le romarin préserve la mémoire ; c'est pourquoi on en tressait jadis dans les couronnes de jeunes mariés – afin qu'ils n'oublient jamais leurs engagements l'un envers l'autre.

Parties utilisées : feuilles ou tiges, sommités fleuries. Récolte au début de la floraison (le romarin se conserve mieux ainsi).

Modes d'absorption
Infusion de sommités fleuries : 2 à 3 cuillerées à soupe par litre ; laissez infuser 5 minutes.
Décoction : 1 petite poignée par litre cuite pendant 5 minutes.
Macération de sommités fleuries : 1 poignée par litre ; laissez reposer pendant 2 heures au soleil.

Tonifiant

Excellent en période de surmenage, il prévient les chutes de tension liées à la fatigue et, on l'a dit, serait excellent pour la mémoire. En somme, les étudiants en période d'examens auraient tout avantage à lâcher prise sur le café pour le remplacer par quelques tasses de tisane de romarin.

Ajoutons que, comme beaucoup de plantes fortifiantes, le romarin est réputé non pas, pour une fois, aphrodisiaque, mais capable de guérir la frigidité.

On suggère aussi volontiers des bains fortifiants et tonifiants additionnés d'infusion de romarin seul ou d'un mélange de romarin et de sauge (en outre excellents si vous souffrez d'arthrite).

Calmant

Le romarin s'utilise en traitement de fond de la nervosité (cures de 10 jours à raison de 2 tasses par jour). Il améliore le moral des personnes déprimées et la qualité du sommeil. Pour faciliter l'endormissement, on en absorbera une tasse au coucher.

Digestif

Cette plante favorise la digestion et stimule les fonctions hépatiques. En Provence, l'usage veut d'ailleurs qu'on serve une tasse de tisane de romarin après les repas de fête.

Elle est de ce fait recommandée pour soulager les troubles digestifs mineurs (d'autant qu'elle possède une action antispasmodique) ainsi que les maux de tête d'origine digestive.

La tisane de romarin se montre en outre dépurative et active les fonctions biliaires si l'on prend une tasse de décoction le matin à jeun.

Antitussif

Son parfum décongestionne le nez et les bronches, et on le prescrit pour calmer les quintes de toux de la coqueluche et de l'asthme.

En usage externe

La décoction de romarin constitue un antiseptique léger idéal pour traiter les petits problèmes cutanés.

Rose, églantier (et cynorrhodons)

Les rosiers sauvages (églantiers) et cultivés ne possèdent pas les mêmes vertus, bien qu'appartenant à une seule espèce végétale.

Dans l'Antiquité, on disait les roses nées du sang d'Aphrodite ; les musulmans les croient plutôt issues de la sueur de Mahomet.

... En tout cas, variétés sauvages et variétés cultivées sont connues des guérisseurs depuis des temps immémoriaux et n'ont jamais quitté les rangs des diverses pharmacopées du globe. Ainsi la médecine chinoise utilise-t-elle les boutons de rose *(mei gui hua)* et les cynorrhodons *(jin ying zi)*, c'est-à-dire le fruit – ou, pour employer le terme exact, l'infructescence – de l'églantier.

Attention : n'utilisez jamais de roses de jardin, même si vous les cultivez sans pesticides ni engrais chimiques, car ce sont des espèces hybrides dépourvues de propriétés médicinales.

Rose rouge, dite rose de Provins ou rose de France

(Rosa gallica L.)

Cultivée depuis trois mille ans au Proche-Orient, elle en fut rapportée au XIIIe siècle.

À son retour de croisade, Thibaud IV, comte de Champagne (1201-53), fit déverser aux pieds de sa femme, Agnès de Beaujeu, un tombereau de ces fleurs nouvelles ramenées de Terre sainte en gage de son amour.

Partie utilisée : pétales.
Cueillez les fleurs en boutons et faites-les sécher à l'ombre.

Modes d'absorption
Infusion : 2 cuillerées à soupe par litre ; laissez infuser 5 minutes.
Macération : 3 cuillerées à soupe par litre ; laissez reposer pendant 30 heures.

Adoucit la gorge

La tisane de rose calme les maux de gorge liés aux angines.

On peut en faire un bain de bouche antiseptique (dans ce cas, préparez une macération) également utilisable en gargarismes.

Calme les intestins malmenés

Les tanins et la quercétine qu'elle renferme en font un astringent léger, souverain contre la diarrhée.

Régularise les règles

En usage externe

En cas d'ulcérations cutanées, lotionnez-les avec une infusion concentrée de rose (1 bonne poignée par litre).

On utilise aussi cette variété de rose pour préparer des bains antirhumatismaux au parfum tellement agréable que vous regetterez de ne pas avoir prévu de paille pour siroter en même temps l'eau de votre bain...

Rose blanche, dite rose de Damas ou rose à cent feuilles

(Rosa Damascena Mill., Rosa centifolia L.)

C'est cette variété de rose, aussi appelée rose pâle, qui sert à confectionner la fameuse eau de rose – en fait, une eau distillée de pétales de rose – inventée par Avicenne aux alentours de l'an 1000.

Parties utilisées : pétales et boutons.
Récoltez-les impérativement avant qu'ils tombent d'eux-mêmes et mettez-les à sécher à l'abri de l'air et de la lumière, afin qu'ils conservent leur couleur et leur parfum.

Mode d'absorption
Infusion : 2 cuillerées à soupe par litre ; laissez infuser 5 minutes.

Sédative et légèrement antidépressive

La tisane de rose calme les crises d'angoisse, réduit la tension nerveuse et facilite l'endormissement (surtout lorsqu'on l'absorbe au coucher).

On raconte qu'une infusion de pétales de rose prise au coucher améliore la qualité des rêves et des sentiments.

Stimule les fonctions hépatiques

À ce titre, elle représente l'un des meilleurs et des plus simples remèdes aux troubles des lendemains de fête trop arrosés et à la gueule de bois. N'en attendez cependant pas de miracle !

Elle facilite aussi la digestion en général.

Laxative

Pour obtenir un laxatif doux, faites infuser 1 poignée de pétales de rose dans 1 litre d'eau bouillante.

En usage externe

La tisane de roses de Damas calme les démangeaisons vaginales.

On peut aussi en faire un bain de bouche antiseptique très efficace contre les gingivites.

Églantier

(Rosa canina L.)

Son nom savant vient de ce que l'églantier passait pour guérir la rage. Le nom donné à ses fruits, les cynorrhodons, est issu d'ailleurs tout droit du grec *kynorodon*, signifiant rose de chien.

Parties utilisées : baies ou cynorrhodons (infructescences), pétales et feuilles.

Modes d'absorption
Infusion d'églantier (feuilles et fleurs) : 1 poignée par litre ; laissez infuser 10 minutes.
Infusion de jus de cynorrhodons : 2 poignées par litre ; laissez infuser pendant 2 heures, puis filtrez en exprimant le jus. Conservez cette tisane au frais.
Décoction de cynorrhodons écrasés : 1 poignée par litre cuite pendant une demi-heure.
Macération de cynorrhodons : 2 poignées par litre ; ajoutez 400 grammes de sucre et laissez reposer pendant 6 mois en remuant régulièrement. Voilà qui donne un vin tonifiant et savoureux.

Stimulante et tonifiante

En période de fatigue, faites une cure de tisane d'églantier à raison de 4 tasses par jour pendant 10 à 20 jours.

On recommande aussi des cures de printemps de décoction de cynorrhodon (4 à 6 grandes tasses par jour pendant une semaine) afin de désintoxiquer l'organisme. Ajoutons que les cynorrhodons comptent parmi les fruits les plus riches en vitamine C (1 000 mg/100 g de fruits), en provitamine A et en vitamines B1 et B2. Il sont par conséquent conseillés en cas de grippe et d'affection saisonnière.

Digestive

La tisane d'églantier apaise l'estomac. Elle peut aussi servir de laxatif doux, voire de purgatif (utilisez une infusion plus concentrée : 1 poignée par litre infusée 10 minutes).

Calmant léger

Elle apaise les angoisses légères et les stress quotidiens.

Diurétique

Les décoctions de cynorrhodons produisent une légère action diurétique excellente pour prévenir les calculs rénaux.

En usage externe

L'infusion d'églantier apaise les brûlures légères.

Sauge
(Salvia officinalis L.)

La sauge fut l'une des panacées de l'Antiquité ; son nom latin vient d'ailleurs de *salvare*, sauver, guérir. L'école de Salerne, qui l'appelait *Salvia salviatrix*, disait à son propos : « *Cum moriatur homo, cui salvia crescit in horto ?* » (« Pourquoi mourrait l'homme dans le jardin de qui pousse la sauge ? »). Ce qui rejoint le proverbe provençal qui affirme : « *Qui a de sauvi dius soun jardin, a pas besoun de médecin.* » Dans le même ordre d'idées, un proverbe anglais prétend que « celui qui veut vivre à tout jamais doit manger de la sauge en mai » et les Espagnols quant à eux la nommaient *ierba buena*. Bref, si vous envisagez de créer votre jardin médicinal, suivez ces bons conseils et plantez-y de la sauge !

Sainte Hildegarde de Bingen la prescrivait volontiers et son contemporain Arnaud de Villeneuve en vantait les vertus. Le vin de sauge fut longtemps donné aux phtisiques contre les sueurs nocturnes. D'après le chroniqueur Saint-Simon, Louis XIV buvait chaque jour une tisane de sauge et de véronique. Est-ce à cette habitude qu'il dut sa longévité exceptionnelle pour l'époque et sa verdeur inentamée par les ans ?

La médecine chinoise utilise pour sa part la racine d'une espèce voisine de notre sauge (appelée *dan shen*) contre les règles douloureuses, l'angine de poitrine et les maladies coronariennes ainsi que comme sédatif et comme rafraîchissant.

La sauge est réputée cicatriser même les peines de cœur.

Partie utilisée : feuilles (de préférence séchées).
Récolte du printemps à l'automne. La sauge séchée se conserve un an.
Elle se cultive sans problème.

Modes d'absorption
Infusion : 2 cuillerées à soupe par litre ; laissez infuser 10 minutes.
Décoction : 1 poignée et demie par litre de vin rouge ; laissez bouillir pendant 10 minutes. Buvez-en un demi-verre à liqueur après chaque repas en cure d'une semaine.

La sauge est interdite aux femmes allaitantes, dont elle tarirait le lait (elle est en revanche préconisée lors du sevrage).
Elle est également interdite aux épileptiques car elle contient des substances susceptibles de déclencher une crise.

Anti-rhume

Pour stopper un rhume en plein élan, faites infuser une demi-cuillerée à café de sauge dans une tasse de lait ou dans un verre de vin rouge bouillants. Laissez reposer pendant 5 minutes avant de boire.

La sauge aide à faire chuter la fièvre et adoucit la gorge.

Digestive

La tisane de sauge favorise la salivation, ouvre l'appétit et rééquilibre la flore intestinale : bref, elle compte parmi les meilleures amies de votre digestion. Elle possède en outre une action antispasmodique. Buvez-en donc une tasse après un repas trop copieux.

En cas de digestion vraiment paresseuse, on recommande des cures d'une semaine à raison de 3 tasses par jour d'infusion légère (1 cuillerée à café par litre).

Stimulante

La sauge aide à combattre la fatigue, stimule la mémoire et contribue à remettre les convalescents d'aplomb. À ces derniers on conseillera tout particulièrement la décoction vineuse de sauge – à consommer avec modération, cela va de soi.

Prenez aussi des bains fortifiants additionnés d'infusion de sauge.

Bonne pour l'appareil cardio-vasculaire

La sauge renferme des flavonoïdes antioxydants qui renforcent les parois des vaisseaux sanguins, améliorent la circulation sanguine et exercent une action anti-inflammatoire.

Calmante

Une bonne tisane de sauge réconforte en cas de coup de cafard, combat la nervosité et la dépression et détend les muscles.

Aux grands stressés on préconise une cure de fond à raison de 2 tasses par jour pendant 10 jours.

Rééquilibrant hormonal

La sauge compte parmi les plantes les plus riches en phyto-œstrogènes, ce qui en fait le remède idéal des troubles périmenstruels et de ceux de la ménopause. Son efficacité dans ce domaine est d'ailleurs étudiée et reconnue depuis les années quarante.

Contre les malaises liés à la ménopause – bouffées de chaleur, sueurs nocturnes, palpitations, états congestifs, etc. –, prenez 3 tasses par jour d'infusion de sauge.

Pour régulariser les règles, faites des cures de 2 tasses par jour pendant la dernière semaine du cycle menstruel.

Répétons-le une fois de plus, il est inutile d'augmenter ces doses pour obtenir un effet plus rapide ; ce serait même contre-productif car cela risquerait de perturber encore davantage votre cycle hormonal.

Par analogie, la sauge, plante féminine, est supposée guérir la frigidité (on utilisera de préférence à cet effet une tisane de sommités fleuries) et la stérilité (à condition d'en boire une tisane avant le rapport sexuel, ce qui – avouons-le – peut manquer de romantisme).

En usage externe

On peut préparer des bains de bouche antiseptiques pour traiter les aphtes, les gingivites ou les angines, à l'aide d'une infusion légère (qui pourra aussi servir à faire des gargarismes).

La tisane de sauge s'utilise également en fumigation pour assainir l'atmosphère des chambres des malades.

Enfin, on l'emploie en compresses sur les plaies qui tardent à cicatriser et sur les ulcérations cutanées, ainsi qu'en lotion en cas d'eczéma.

Saule blanc
(Salix alba L.)

Le saule tient son nom de sa propension à s'implanter au bord de l'eau, puisque son nom vient du celte *sal* (près) *lis* (eau). Il est utilisé en médecine depuis l'Antiquité, comme en témoignent des tablettes sumériennes, des papyrus égyptiens datant du XVIe siècle avant notre ère, ainsi que les enseignements d'Hippocrate, de Dioscoride ou de Galien. Il appartient également à la pharmacopée traditionnelle amérindienne.

Curieusement, il dut une bonne partie de son succès à la théorie dite des Signatures[1], qui pour une fois tomba juste : selon elle, le saule, poussant sur des terrains humides, devait être capable de soigner les affections que l'on contracte quand on « se mouille les pieds », autrement dit tous les troubles liées au froid et à l'humidité, c'est-à-dire les refroidissements et les rhumatismes. Et c'est le cas !

Au XVIe siècle, Matthiole loue son efficacité contre l'insomnie (en effet une autre des ses vertus), mais on s'en sert principalement comme fébrifuge. Il comptera toujours parmi les rares plantes autant appréciées des médecins que des guérisseurs populaires.

Le saule blanc est l'une des premières plantes de la pharmacopée traditionnelle qui aient fait l'objet

1. Voir I, p. 25.

d'investigations scientifiques. Celles-ci devaient permettre d'isoler son principe actif, baptisé salicyline, qui donna par la suite naissance à l'aspirine.

Parties utilisées : écorce, feuilles et chatons.
Les chatons de saule se récoltent bien évidemment au printemps, les feuilles du printemps à l'automne et l'écorce en été.

Modes d'absorption
Infusion de feuilles et de chatons : 1 petite poignée par litre ; laissez infuser 10 minutes.
Décoction de feuilles : 1 poignée par litre cuite pendant 5 minutes.
Décoction d'écorce : 2 cuillerées à soupe à 1 petite poignée par litre cuites pendant 10 minutes.
Macération : 1 petite poignée par litre de vin rouge ; laissez reposer pendant 2 semaines.

N'utilisez jamais de tisane de saule si vous êtes allergique ou hypersensible aux salicylés ou à l'aspirine.

Souverain contre la fièvre, la grippe, le rhume, etc.

Tout comme la reine-des-prés, le saule partage les propriétés anti-inflammatoires et antipyrétiques (fébrifuges) de l'aspirine, sans en présenter les effets indésirables.

L'infusion de feuilles et de chatons et la décoction d'écorce font merveille en cas de refroidissement, de rhume ou de grippe.

Si vous avez de la fièvre, ajoutez à ces tisanes ordinaires une petite dose de macération vineuse de saule (à consommer avec modération : 2 petits verres par jour).

Et, lorsque vous avez mal à la tête, aux dents ou

au dos, ou que vous souffrez d'arthrite, de rhumatismes, de névralgies ou de tout autre type de manifestation douloureuse, essayez donc de remplacer votre habituel comprimé par une décoction d'écorce de saule.

Vous pouvez aussi appliquer une fomentation sur l'endroit douloureux, autrement dit une compresse ou un linge imbibés de décoction d'écorce chaude que vous recouvrirez d'une serviette chaude et conserverez jusqu'à ce qu'ils aient refroidi. Répétez l'opération si vous le souhaitez.

Les bains à la décoction d'écorce de saule, quant à eux, donnent de bons résultats notamment chez les rhumatisants, ou après une séance de sport un peu trop intensive.

Calmant

Le saule blanc exerce une action sédative, comme le faisaient déjà remarquer les médecins de la Renaissance. Pour traiter un problème général de nervosité, faites une cure de 21 jours d'infusion de feuilles et de chatons aux changements de saison.

Pour trouver plus aisément le sommeil, buvez une tasse de cette même infusion au coucher.

Prenez aussi des bains sédatifs additionnés de décoction de feuilles et de chatons de saule. Sachez tout de même que ces trempettes ont un effet calmant même sur les organes génitaux...

Séné

(Cassia spp.)

Il en existe plusieurs variétés, toutes aussi actives : *Cassia angustifolia Wahl.*, *Cassia acutifolia Del.* et *Cassia obovata Coll.* Le séné fut utilisé dès le IXe ou le Xe siècle par les médecins arabes ; on disait alors que les meilleures plantes provenaient de La Mecque (on retrouve ici l'habitude ancestrale d'ajouter au traitement médical une dimension mystique).

Cultivée en Europe à partir du XVe siècle, mais utilisée bien avant quoique comme un remède de grand luxe, cette plante devait connaître une immense vogue dans l'Occident tout entier : faute de savoir soigner, on purgeait à tout va, dans l'espoir d'éliminer ainsi les toxines, et bien des malades succombèrent à ces méthodes thérapeutiques pour le moins simplistes. Les pièces de Molière dépeignent avec brio des médecins ignares traitant tous les maux à grand renfort de clystères (lavements) et de purges au séné. Le succès de cette plante fut tel que son nom devint presque synonyme de laxatif, à telle enseigne que diverses plantes d'usage moins courant mais dotées de propriétés similaires se virent surnommer séné bâtard (le baguenaudier) ou séné des prés (la gratiole).

Parties utilisées : feuilles et folioles.
N'utilisez cependant pas les feuilles de la variété *Cassia obovata Coll.*, trop irritantes.

Modes d'absorption
Infusion laxative : 1 cuillerée à café par litre ; laissez infuser 5 minutes dans de l'eau bouillante ou, mieux, dans une tisane de thym, de romarin, de menthe ou de tilleul, aux vertus antispasmodiques utiles car le séné engendre des coliques. Cette méthode permet de plus de masquer l'odeur assez déplaisante de la plante.
Infusion purgative : 2 cuillerées à soupe par litre (pour une femme de 55 à 65 kg) à 3 cuillerées à soupe par litre (pour un homme de 70 à 80 kg) d'eau ou de tisane de thym, de romarin, de menthe ou de tilleul ; laissez infuser 5 minutes.
Autrefois, on employait aussi le séné en lavements.

N'utilisez de tels traitements que de manière *très occasionnelle* car, à la longue, le séné irrite la paroi intestinale, provoquant une constipation chronique... Maniez cette tisane avec prudence, *sans jamais dépasser la dose prescrite,* car il s'agit d'un produit très actif et potentiellement dangereux.
Le séné est réservé à l'adulte et est formellement interdit aux femmes allaitantes, car ses principes actifs passent dans le lait maternel, ce qui infligerait au bébé une purge beaucoup trop violente pour son tout jeune organisme.

Laxatif ou purgatif suivant la dose employée

Le séné accélère la motricité du côlon et augmente le volume des selles et leur hydratation. Il lui faut environ cinq heures pour agir et son effet purgatif peut persister pendant un ou deux jours sans pour autant entraîner de constipation consécutive.
Sachez cependant que si absorber une tisane de séné vous permettra de remédier efficacement – sinon agréablement, car l'opération s'accompagne en général de déplaisantes coliques – à un problème de constipation ponctuel, cela ne rééduquera pas un intestin paresseux. Pour cela, mieux vaut recourir à une alimentation plus riche en fibres et/ou à une cure d'ispaghul (voir p. 150).

Souci officinal

(Calendula officinalis L.)

Aussi appelé calendula, en référence à son nom botanique qu'il tire de sa propension à fleurir presque tout au long de l'année, c'est-à-dire dans l'ancien calendrier romain, toutes les calendes. Le mot souci, lui, fait référence à la couleur de la plante et vient du bas-latin *solsequia*, tournesol.

L'or de Marie

D'après une légende anglaise,
la Vierge Marie aimait à tresser
des soucis dans ses cheveux ; c'est pourquoi,
en anglais, on appelle cette fleur marigold,
c'est-à-dire l'or de Marie.

On a recours au souci en médecine populaire depuis l'Antiquité. Au Moyen Âge, l'*Herbier de Macer* (daté du XIIe siècle) en fait une description dithyrambique : « Il suffit de le regarder pour améliorer sa vue, éclaircir son esprit et renforcer sa bonne humeur », affirme cet ouvrage. Les praticiens du XVIIe siècle, plus prudents, se bornent à le recommander pour « fortifier le cœur » et contre la variole et la rougeole.

Le souci est en fait une plante précieuse, qui présente notamment un grand intérêt en dermatologie et en gynécologie.

Partie utilisée : pétales.
Récolte du début de l'été à la fin de l'automne.

Mode d'absorption
Infusion : 3 cuillerées à soupe par litre ; laissez reposer 10 minutes.

Régularise les règles

La tisane de souci agit efficacement sur quantité de troubles féminins.

Pour régulariser les règles, on conseille une cure à raison de 2 tasses par jour pendant la dernière semaine du cycle.

Et, en cas de douleurs menstruelles, prenez de l'infusion de souci, qui soulagera vos crampes.

Cette plante intéressera également toutes les femmes qui approchent ou traversent l'épreuve de la ménopause car elle permet de régulariser leurs règles et de prévenir les troubles vasculaires, les douleurs et les autres désagréments qui accompagnent cette période de la vie.

En usage externe

Le souci compte parmi les meilleurs antiseptiques, anti-inflammatoires et cicatrisants de la flore d'Europe.

On l'utilise en compresses contre les contusions (infusion).

Pour laver les ulcères cutanés, on préférera une décoction (2 poignées par litre cuites pendant 5 minutes), qui pourra aussi s'appliquer en compresses. Ce traitement convient également à toutes les plaies superficielles et permet d'accélérer leur cicatrisation. Le Dr John D'Adamo, auteur de *4 Groupes sanguins, 4 régimes*[1], va même jusqu'à recommander d'en badigeonner ses plaies après une intervention chirurgicale afin de faciliter la régénération des tissus (avant de tenter l'expérience, discutez-en toutefois avec votre chirurgien ou votre médecin). La médecine chinoise emploie pour sa part traditionnellement le souci pour soigner les hémorroïdes.

1. Éditions Michel Lafon, 1999.

La décoction de souci fait un excellent bain de bouche qui soulage les aphtes, les ulcérations buccales et les affections gingivales.

Utilisez-la en gargarismes en cas d'angine.

Thé

(Camellia sinensis Kuntze.)

C'est sans nul doute la plus célèbre de toutes les tisanes !

La coutume de boire de l'infusion de feuilles de thé existe depuis les temps les plus reculés. La légende chinoise veut qu'un Fils du Ciel ait inventé ce breuvage au IIIe millénaire avant notre ère. À en croire la tradition indienne, en revanche, nous devons le thé à un sage religieux de cette contrée. Peu importe...

Des écrits chinois du Ier siècle avant Jésus-Christ le nomment « élixir d'immortalité » et le présentent comme une panacée active non seulement sur les maux du corps, mais aussi sur ceux de l'âme.

Les vieux sages chinois affirmaient que le thé chassait les soucis, apaisait l'âme et permettait d'accéder naturellement à la beauté. Tout un programme !

Jusqu'au VIe siècle, il demeure cependant à l'évidence plus un médicament qu'un plaisir. On le prend pour désintoxiquer son organisme et pour ses vertus énergisantes.

Devenu à la mode en Chine sous la dynastie Tang

(qui règne de 618 à 907), le thé acquiert ses lettres de noblesse avec l'ouvrage du poète taoïste Lu Yu intitulé *Cha-sing (l'Art du thé)*. Celui-ci produisit un tel impact que son auteur devait être vénéré après sa mort sous le nom de Chazu, le génie du thé. On le prie encore aujourd'hui à Hong Kong et à Singapour.

Si les Tang buvaient une décoction de thé souvent salée – qui devait ressembler aux breuvages encore consommés aujourd'hui au Tibet et en Mongolie –, voire agrémentée d'oignons, la période Ming va assurer la prédominance de l'infusion sur les autres modes de préparation de cette tisane. C'est à cette époque aussi que le thé se popularise ; à la fin du XIIIe siècle, Marco Polo s'émerveille du nombre de maisons de thé implantées dans les villes chinoises.

Proverbe chinois :

« Il vaut mieux être privé de nourriture pendant trois jours que de thé pendant une journée. »

Cette tisane un peu spéciale investit le Japon au IXe siècle, puis progressivement tout l'Orient, dont il devient la boisson de base, et la Russie. Rapporté en Europe au début du XVIIe siècle par des navigateurs portugais venus de Macao, il ne tarde pas à séduire l'Occident. Mais on n'oublie pas pour autant ses propriétés médicinales. Louis XIV en prend pour prévenir vapeurs et vertiges et, en 1657, le médecin français Jouques soutient une thèse consacrée aux vertus du thé, dans laquelle il conclut en le qualifiant d' « herbe divine ». Jusqu'au milieu du XIXe siècle, cette tisane pas tout à fait comme les autres se vend cependant chez les apothicaires, au même titre que ses semblables, comme infusion digestive.

Enfin, le thé se répand en Afrique du Nord et en Turquie à la fin du XIXe siècle. Le rituel du thé à la menthe est donc une tradition récente !

Parties utilisées : feuilles et bourgeons (et parfois les fleurs).

> On n'emploie jamais de feuilles de thé fraîches.

Modes d'absorption
Infusion de feuilles : 1 cuillerée à café par tasse ; laissez infuser 3 à 15 minutes selon la variété.
Infusion de fleurs : 1 cuillerée à café par tasse ; laissez infuser 5 minutes.

> Le thé, même vert, contient un peu de caféine (0,2 % contre 5 % en moyenne pour le thé noir), mais elle est libérée plus progressivement que celle du café et est donc moins énervante. N'en abusez cependant pas. L'infusion de fleurs de thé est plus douce et moins excitante.
> Sachez cependant que, contrairement à une idée reçue, c'est le thé léger, de couleur pâle, qui compromettra le plus votre sommeil. En infusant, les feuilles de thé libèrent d'abord de la caféine, puis des tanins. Or, ces derniers contrecarrent l'absorption de la caféine par l'organisme. Le thé infusé fort est donc le moins excitant.

Un thé ou des thés ?

Le thé vert : Parfois aussi appelé « thé vierge », il a simplement subi un processus de séchage ou de torréfaction. C'est le plus ancien de tous, puisque le plus simple, et on le boit en Chine depuis plus de quatre millénaires.

Le thé oolong : Cette variété (qui signifie dragon noir), aussi appelée thé rouge, spécialité de certaines régions de Chine continentale et de l'île de Taïwan, se compose de feuilles à demi-fermentées.

Le thé noir : Lui a subi un processus de fermentation complet ; il est parfois fumé. Pour les musulmans rigoureux, le thé noir s'assimile à une boisson fermentée proscrite par le Coran ; seul le thé vert est autorisé aux croyants.
C'est la variété la plus consommée dans le monde, si bien qu'on la considère aujourd'hui plus volontiers comme une boisson que comme une tisane. Pourtant, le thé lui aussi regorge de vertus médicinales.

Le thé blanc : Ce « caviar des thés » est une curiosité exclusivement composée de tout jeunes bourgeons de théier encore recouverts de leur duvet argenté. Comble du luxe, le Yin Zhen (ou aiguilles d'argent) ne se récolte que deux jours par an : c'est la cueillette impériale, autrefois réservée aux souverains de l'Empire du Milieu.

Stimulant et tonique

La « tisane de thé » facilite le travail intellectuel et aide à lutter contre les petits coups de fatigue grâce à la théophylline ou théine (une forme de caféine) qu'elle contient (voir ci-dessus).

Digestif

Avant de devenir la boisson rituelle des mandarins chinois, des bonzes japonais ou des vieilles *ladies* anglaises, le thé fut d'abord un remède apprécié pour ses vertus digestives.

Le moine japonais Eisai (1141-1251), fondateur de la secte bouddhiste zen au Japon, affirme ainsi dans son *Kitcha-Yojoki* (*Livre de l'hygiène du thé*) avoir « miraculeusement » guéri le shogun Minamoto Sanemoto d'une indigestion en lui administrant du thé. Rien ne vaut une bonne tasse de thé après un repas trop copieux.

Diurétique

Le thé facilite l'élimination des toxines de l'organisme.

Antioxydant et riche en tanins

D'après la récente étude épidémiologique SU.VI.MAX, tous les thés sont riches en antioxydants. Le thé vert contient des catéchines, tandis que les variétés fermentées renferment de la quercétine, des théaflavines et des théarubigines. Il ressortit lors des entretiens de Bichat de 1998 que les buveurs de thé semblaient jouir d'un risque de mortalité cardiaque inférieur à la moyenne. Résultat sans doute lié à la teneur de ce breuvage en flavonoïdes (tanins antioxydants) qui protègent de l'athérosclérose et inhibent la formation de caillots sanguins.

Le cru le plus riche en flavonoïdes est, d'après les spécialistes, le Darjeeling First Flush (première récolte de printemps), cueilli en mars-avril et en vente au mois de juin.

Le thé vert possède un pouvoir antioxydant quatre fois plus puissant que celui de la vitamine C ou de la vitamine E grâce à sa richesse en polyphénols. Pour tirer le meilleur parti de ses bienfaits à cet égard, il faudrait boire une tasse de thé vert toutes les deux heures, afin de maintenir un taux constant d'antioxydants dans le sang.

Les buveurs de thé vert seraient également moins souvent atteints de cancers du pancréas, du côlon, du rectum, de l'œsophage, de la vésicule biliaire et de l'endomètre.

Prévient les caries et la mauvaise haleine

La richesse en fluor du thé vert préviendrait les caries. Les enfants et les adolescents qui en absorbent une simple tasse par jour affichent en effet deux fois moins de caries que le groupe témoin. L'idéal serait d'en boire une tasse après chaque repas, mais attention aux effets excitants du breuvage : on l'a vu, même le thé vert renferme un peu de caféine.

Cette habitude améliore en outre l'haleine en inhibant la prolifération des bactéries buccales qui en sont responsables.

Favoriserait l'amincissement

Le thé vert améliore l'utilisation par l'organisme de ses réserves adipeuses et favorise ainsi l'amincissement.

En stimulant des enzymes qui mobilisent les triglycérides sous forme d'acides gras libres plus faciles à éliminer, il aide à l'évacuation des lipides hors des adipocytes.

Le thé oolong facilite l'élimination des graisses présentes dans le sang.

Selon des chercheurs japonais, en consommer régulièrement réduirait l'hypertension artérielle et le risque d'accident cardio-vasculaire. Le meilleur cru à cet égard semble être le thé *pu-erh* impérial, originaire de la région du Yunnan. Une étude récente menée auprès de personnes au taux de cholestérol et de triglycérides élevé a donné des résultats probants : après avoir bu 3 à 5 tasses de thé *pu-erh* par jour sans absorber aucun autre médicament, plus de 90 % d'entre elles ont vu leur taux se normaliser. La plupart de ces volontaires ont par ailleurs perdu du poids et connu un regain d'énergie.

En usage externe

Le thé vert est apaisant : appliquez-le en compresses sur vos contusions légères et vos écorchures, sur les coups de soleil ou sur vos yeux lorsqu'ils sont irrités.

Thym et serpolet
(Thymus vulgaris L.
et *Thymus serpyllum L.)*

Le thym serait né des larmes d'Hélène de Troie versées sur les désastres occasionnés par son insolente beauté. Dans les pays anglo-saxons, on prétend que les fées adorent cette herbe aromatique. C'est en tout cas une plante appréciée depuis des temps immémoriaux. Les Grecs et les Romains en brûlaient au cours de leurs cérémonies rituelles.

Le thym et le serpolet (la farigoule provençale) sont respectivement la variante cultivée et sauvage d'une même espèce végétale et partagent peu ou prou les mêmes vertus.

Théophraste et Dioscoride considéraient le thym comme un tonique et un antispasmodique des voies digestives. Pour Pline, c'était – encore une fois – un antidote contre les morsures de serpent et le « poison des créatures marines », ainsi qu'un remède contre les maux de tête. « Ennemi de la toxine » pour le médecin Trousseau (XIXe siècle), il demeure aujourd'hui encore la panacée des pharmacies familiales de Provence et du Languedoc.

Parties utilisées : sommités fleuries ou plante entière (pour les bains aromatiques).
Récolte d'avril à la fin de l'été. Le thym et le serpolet se conservent très bien séchés.

Modes d'absorption
Infusion de serpolet ou de thym : 2 à 3 cuillerées à soupe par litre ; laissez infuser 10 minutes.
Décoction : 2 à 3 cuillerées à soupe par litre ; portez à ébullition, puis laissez infuser pendant 10 minutes.

Excellents en cas d'affection respiratoire

Le thym et le serpolet contiennent des phénols antiseptiques qui en font des remèdes idéaux contre les affections saisonnières.

Leur parfum dégage le nez des enrhumés et soulage les sinusites : pratiquez des inhalations (infusion concentrée : 1 poignée par litre).

Leurs tisanes adoucissent la gorge et peuvent s'employer en gargarismes en cas d'angine.

Ces plantes possèdent également une action antitussive précieuse lors d'une bronchite ou chez les asthmatiques. Pour un effet maximal, préparez une décoction très concentrée de thym (5 poignées par litre), puis ajoutez-y 250 grammes de miel et dégustez ce sirop expectorant naturel à la cuillère (3 à 6 cuillerées par jour en fonction des besoins).

Complétez ce traitement par des bains d'hiver antibronchites à l'infusion de thym.

Toniques

Ces deux plantes aident à combattre la fatigue et écourtent la convalescence. Buvez-en aussi pour renforcer vos défenses immunitaires en période d'épidémie. Le thym et le serpolet recèlent en outre des propriétés antivirales reconnues aptes à prévenir les récidives d'herpès et de zona.

Elles semblent enfin exercer une action bénéfique sur le cerveau des seniors qui en absorbent régulièrement en tisane.

Prenez aussi des bains fortifiants additionnés de 3 litres d'infusion ou de décoction de serpolet.

Digestifs

Les tisanes de thym et de serpolet favorisent incontestablement la digestion. Par leur action antispasmodique (due au thymol), elles calment les contractions nerveuses de l'estomac. Prises après les repas (en décoction ou en infusion), elles préviennent également les fermentations intestinales et les flatulences. Enfin, l'infusion de serpolet traite la constipation.

Pour stimuler vos fonctions gastriques, absorbez plutôt ces tisanes entre les repas.

Sachez aussi que ces deux plantes ont un effet dépuratif sur le foie et permettent à ce titre de limiter les méfaits d'une gueule de bois.

Pour nos ancêtres les Gaulois,
une tasse d'infusion de thym ou de serpolet
au coucher chassait les cauchemars...
sans doute parce qu'elle améliorait
leur digestion !

Régularise les règles

On préconise dans ce cas une cure de fond de 2 tasses par jour pendant la dernière semaine du cycle.

En usage externe

Appliquez des compresses d'infusion de serpolet (1 poignée par litre) sur vos articulations endolories si vous souffrez d'arthrite.

Tilleul

(Tilia spp.)

Les Romains, qui l'avaient dédié à Vénus, l'utilisaient beaucoup pour les soins de beauté [1]. Le tilleul est l'un des arbres les plus sacrés des anciens peuples germaniques. Dans la légende des Nibelungen, qui inspira la *Tétralogie* de Richard Wagner, le héros, Siegfried, se plonge dans un bain de sang censé le rendre invulnérable. Malheureusement, une feuille de tilleul se détache d'un arbre et vient se coller entre ses omoplates. Il périra d'une blessure portée en cet unique point sensible.

Cet arbre fut de tout temps utilisé par les guérisseurs pour ses propriétés calmantes et diurétiques.

Parties utilisées : fleurs et aubier (la deuxième écorce qui se trouve sous l'écorce proprement dite).
On emploie diverses variétés de tilleul aux vertus comparables : *Tilia europea L., Tilia sylvestris Desf., Tilia platyphylla Scop.* Choisissez celle que vous voulez.
Fleurs : récolte en juin-juillet ; aubier : récolte en automne.

---

1. Voir IV, p. 242.

Modes d'absorption
Infusion de fleurs : 2 à 3 cuillerées à soupe par litre ; laissez infuser 10 minutes et buvez aussitôt.
Décoction de fleurs : 1 bonne poignée par litre cuite pendant 15 minutes.
Décoction d'aubier : 3 cuillerées à soupe par litre cuites pendant 15 minutes.

Calmant

L'infusion de fleurs de tilleul chasse l'insomnie et calme l'anxiété et l'angoisse. Elle apaise aussi les maux de tête d'origine nerveuse, les crises de nerfs et les palpitations.

Pour plus d'efficacité, adjoignez aux tisanes absorbées par voie orale des bains sédatifs aux fleurs de tilleul (comptez 4 poignées pour 3 litres d'eau pour une décoction concentrée que vous passerez en l'exprimant avant de la verser dans un bain bien chaud à 38 °C).

Digestif

Les décoctions de fleurs de tilleul apaisent les nausées mais, en matière digestive, on utilise plutôt l'aubier de tilleul, qui désencombre le foie, stimule les fonctions d'élimination digestives ainsi que le fonctionnement de la vésicule biliaire et possède une action antispasmodique hépato-biliaire. Il rend ainsi la digestion plus sereine et prévient les brûlures d'estomac, les ballonnements, l'aérophagie, les flatulences et les états nauséeux. Il agit aussi avec bonheur sur les migraines d'origine digestive.

Diurétique et sudorifique

Là encore, l'infusion de fleurs ne doit pas être négligée, mais privilégiez une décoction d'aubier, plus active. Toutes deux sont des alliées précieuses en cas d'hypertension.

Contre les rhumatismes

La décoction d'aubier donne de bons résultats, car il s'agit d'un élément végétal jeune, riche en principes actifs et en flavonoïdes antioxydants.

Tussilage
(Tussilago farfara L.)

La meilleure preuve de ses vertus ne réside-t-elle pas dans son nom dérivé de *tussis*, toux, qui signifie « qui dissipe la toux » ? Dioscoride recommandait la tisane de tussilage contre la toux et l'asthme. Notons que la pharmacopée chinoise ne se sert que des fleurs de cette plante, qu'elle appelle *kuan dong hua*.

Parties utilisées : fleurs, feuilles, racines.
Le tussilage présente une curiosité botanique qui lui valut au Moyen Âge le sobriquet de « *Filius ante patrem* » (le fils avant le père), car il fleurit avant d'avoir des feuilles.
Récolte des fleurs au début du printemps, avant l'apparition des feuilles, et séchage à l'ombre pour préserver leur couleur jaune.

Modes d'absorption
Infusion de fleurs : 2 à 3 cuillerées à soupe par litre ; laissez infuser 10 minutes.
Décoction de fleurs : 2 à 3 cuillerées à soupe par litre cuites pendant 5 minutes.
Décoction de feuilles et de racines : 1 bonne poignée par litre cuite pendant 15 à 20 minutes.

Bon pour les affections respiratoires

La tisane de fleurs et de feuilles de tussilage cumule une action adoucissante et une action expectorante. On les recommande donc vivement en cas de grippe ou de refroidissement. Son effet sudorifique vous aidera à éliminer les toxines.

Pour calmer la toux des bronchitiques et des asthmatiques, utilisez une infusion additionnée ou non de miel. Contre l'enrouement, préférez une infusion concentrée (1 bonne poignée par litre infusée 10 minutes) ou une décoction de fleurs seules. Cette dernière recette est réputée donner une belle voix et était, dit-on, fort appréciée des chanteurs d'opéra d'autrefois.

Valériane

(Valeriana officinalis L.)

L'origine du mot valériane a donné lieu à maintes interprétations. Certains soutiennent qu'il constitue un hommage à l'empereur romain Valérien – malheureux vaincu par les Perses et dont la dépouille empaillée et teinte en rouge trône toujours dans un musée iranien –, d'autres qu'il fait référence à la province romaine de Valeria. Les derniers, plus inventifs, voient en lui la forme naturelle du valium. En fait, c'est à la fois bien plus simple et bien plus prestigieux : valériane vient du latin *valere*, qui signifie « se bien porter ». Autant dire qu'on apprécie ses vertus médicinales depuis quelques lustres.

Cette plante, citée pour la première fois au IXe siècle par le médecin Isaac le Juif, fait figure au Moyen Âge, comme tant d'autres plantes, de panacée. S'il paraît improbable qu'elle ait réellement guéri un prince Colonna de son épilepsie en 1592, on l'employait effectivement à cette époque pour traiter la nervosité et promouvoir la relaxation.

Pendant le blocus continental des guerres napoléoniennes, on l'utilisa aussi comme fébrifuge, faute de quinquina, devenu introuvable.

La valériane est la plante favorite des chats, qui raffolent de son odeur pourtant peu engageante – Galien l'avait même surnommée *phu*, comme quoi les Anciens pratiquaient déjà l'art de l'onomatopée.

Partie utilisée : rhizome (racine) haché.
Arrachage en août. Coupez-la en rondelles et mettez-la à sécher à four tiède pendant 1 heure. La racine de valériane séchée se conserve un an.
Si vous en cultivez dans votre jardin, attention aux chats, qui se régalent de ses feuilles ! Ce détail mis à part, cette plante qui se cultive facilement s'achète en pot et apprécie une exposition à mi-ombre.

Modes d'absorption
Infusion : 2 cuillerées à soupe à 1 poignée par litre ; laissez infuser 15 minutes.
Décoction : 1 grosse poignée par litre cuite pendant 10 minutes.
Macération : 2 poignées par litre ; laissez reposer pendant 12 heures.
Au début, le goût et l'odeur de ces tisanes vous rebuteront sans doute, mais on s'y accoutume en général assez facilement.

> Ne prenez jamais de tisane de valériane plus de 8 jours d'affilée sans avis médical car il existe un risque d'accoutumance.
> N'absorbez pas d'alcool et évitez de conduire ou d'utiliser des machines pendant le traitement car celui-ci peut réduire votre vigilance.

Un excellent sédatif

La valériane compte parmi les meilleurs sédatifs des déséquilibres nerveux. Son principe actif, l'acide valérénique, agit sur le système nerveux central en intensifiant l'action d'une substance cérébrale appelée acide gamma-aminobutyrique.

La tisane de valériane calme la nervosité, l'angoisse, les palpitations, l'insomnie et les coliques spasmodiques, peut améliorer la vie quotidienne des épileptiques et aider à arrêter de fumer (notamment parce que l'arrière-goût qu'elle laisse dans la bouche donne au tabac une saveur ignoble).

En cas de coup de déprime, essayez une cure de 8 jours de tisane de valériane. Chaque soir, mettez 2 cuillerées à café de racine de plante à macérer dans une tasse d'eau froide et buvez la mixture à votre réveil le lendemain matin. Cette méthode convient aussi fort bien au traitement des troubles émotionnels liés à la ménopause.

Pour intensifier encore votre relaxation, prenez des bains sédatifs à l'infusion de plante entière.

Bonne pour l'asthme

On conseille dans ce cas l'infusion de valériane.

En usage externe

La valériane est un excellent vulnéraire, qui entre, avec l'achillée millefeuille, l'arnica et l'aspérule odorante, dans la composition du fameux *Fallkrank* allemand, panacée traditionnelle d'outre-Rhin. Appliquez des compresses de décoction sur vos contusions.

Vous pouvez aussi utiliser pour nettoyer vos plaies superficielles ou vos ulcérations cutanées un peu d'infusion ou de macération de plante.

Verveine officinale
(Verbena officinalis L.)

Herbe sacrée des druides, de celles qui guérissaient tout et appelée avec révérence par les Provençaux d'antan *erbo de la merbelo* (herbe de la merveille), la verveine dispense en effet mille bienfaits. Les Romains, qui la jugeaient aussi sacrée, l'avaient dédiée à Vénus.

Buvez de la tisane de verveine,
plante de Vénus (Veneris herba)
pour attirer l'amour.

Parties utilisées : feuilles et sommités fleuries.
Récolte l'été pendant la floraison.

Mode d'absorption
Infusion : 2 à 3 cuillerées à soupe par litre ; laissez infuser 10 minutes.

> Même si la verveine est réputée inoffensive, n'en buvez pas pour autant tous les jours car, à la longue, elle peut irriter votre muqueuse gastrique, voire, chez les sujets plus sensibles, déclencher une gastritc.

Digestive

La tisane de verveine prévient et soigne les troubles digestifs mineurs (indigestions, ballonnements, flatulences, etc.). Elle stimule également les fonctions hépatiques. Absorbez-la seule ou associée à du thym, de l'anis et/ou de la coriandre.

En cas de nausées et/ou de vomissements, buvez aussi un peu d'infusion.

Sédative

La tisane de verveine apaise les nerfs à vif, soit en cure de fond (2 tasses par jour pendant 10 jours), soit de manière ponctuelle lorsque la tension nerveuse ou l'anxiété vous assaillent, ou lorsque l'insomnie vous guette.

Elle combat aussi la fatigue.

Fébrifuge

Sudorifique, elle stimule les défenses immunitaires et fait baisser la fièvre.

Favorise la lactation

En usage externe

La tisane de verveine constitue un bain de bouche parfait en cas d'ulcérations buccales et pour raffermir les gencives.

Vous pouvez aussi l'utiliser en lotion afin de calmer les démangeaisons vaginales.

Vigne rouge

(Vitis vinifera L.)

Il s'agit de la variété dite des teinturiers, ainsi appelée parce que son feuillage rougit en automne.

Partie utilisée : feuilles.

Mode d'absorption

Décoction : 1 poignée par litre cuite pendant 15 minutes.

Bonne pour la circulation

La vigne rouge est extrêmement riche en tanins et en anthocyanosides (pigments rouges), dotés d'une grande activité vitaminique P et qui améliorent la résistance et la tonicité des vaisseaux capillaires et préviennent la stase veineuse. L'action vasoconstrictrice et astringente des ces tanins facilite en effet le retour veineux. Certains d'entre eux, les proanthocyanidols antioxydants, possèdent la propriété annexe de stabiliser le collagène des membranes des vaisseaux.

Pour toutes ces raisons, la tisane de vigne rouge est excellente pour les problèmes circulatoires divers, et notamment pour devancer ou traiter les varices et les hémorroïdes.

> Rappelons une fois encore que nombre de ces plantes précieuses exigent un maniement prudent. Mieux vaut donc vous les faire prescrire par un phytothérapeute ou demander conseil à un herboriste ou à votre pharmacien.

LES PLANTES EXOTIQUES

On parle beaucoup en ce moment de plantes exotiques aux vertus prometteuses, en général originaires de Chine ou d'Amérique du Nord, où le regain d'intérêt pour la phytothérapie est encore plus puissant que chez nous. Que penser de ces panacées d'outre-mer ? Méritent-elles vraiment que l'on se démène pour se les procurer, ce qui, pour certaines d'entre elles, n'est pas toujours évident ? Voici quelques indications pour vous aider à vous forger une opinion sur la question.

Astragale
(Astragalus membranaceus Bunge)

C'est le *huang qi* chinois, une légumineuse qui contribue à stimuler les défenses immunitaires et semble prévenir l'apparition de lésions cancéreuses. *In vitro*, cette plante s'est montrée capable d'encourager l'activité immunitaire cellulaire en favorisant la reproduction des globules blancs (tout comme l'échinacée).

Une étude menée par l'université de Houston, au Texas, a établi qu'elle donnait aussi des résultats prometteurs chez les patients soumis à des traitements radiothérapiques ou chimiothérapiques.

Cascara sagrada
(Rhamnus purshiona D.C.)

L'écorce sacrée offerte aux colons espagnols par les tribus amérindiennes de la côte pacifique n'est en fait qu'une cousine de notre bourdaine (et du dangereux nerprun), c'est-à-dire un laxatif-purgatif relativement violent. Mon avis : si vous tenez absolument à vous purger, inutile de recourir à une espèce exotique.

Cimicifuga

(Cimicifuga racemosa Nutt.)

Cet élément de la pharmacopée traditionnelle amérindienne (appelé *black cohosh* aux États-Unis), cousin de notre bouton d'or, est utilisé depuis longtemps pour pallier les méfaits du syndrome prémenstruel et de la ménopause. D'après les premiers essais cliniques, cette plante contiendrait des phytoœstrogènes et préviendrait efficacement les bouffées de chaleur. Elle agirait aussi contre l'arthrite. Affaire à suivre, donc.

Gaulthéria

(Gaultheria procumbens L.)

Les feuilles de cette plante, utilisée depuis des siècles en Amérique du Nord (peut-être en avez-vous entendu parler sous ses noms locaux de *wintergreen* ou de thé du Canada), renferment du salicylate de méthyle, tout comme le saule blanc ou la reine-des-prés, ce qui en fait le traitement d'élection naturel des refroidissements et des rhumatismes. Rien ne permet cependant d'affirmer que les bienfaits de la plante surpassent nos bonnes vieilles espèces européennes.

Guarana

(Paullinia cupana H.B.K.)

Employé depuis des siècles par les peuples amazoniens pour accroître leur concentration lors de leurs chasses nocturnes, c'est un antifatigue riche en caféine testé avec succès par les concurrents du rallye Paris-Dakar ainsi que par nombre d'étudiants en période d'examens. Le guarana augmente la vigilance et accélère la récupération après l'effort. Il pourrait aussi stimuler les défenses naturelles.

Malheureusement, il présente les contre-indications et effets secondaires indésirables de tous les stimulants à base de caféine. À éviter le soir sous peine d'insomnie...

Gotu kola

(Centella asiatica)

Ce médicament traditionnel des pharmacopées chinoise et ayurvédique est réputé stimuler l'activité intellectuelle et retarder la sénescence. De fait, il est riche en caféine et en théobromine stimulantes et semble en outre excellent pour le système circulatoire. À éviter tout de même le soir, comme le guarana.

Hydrastis du Canada

(Hydrastis canadensis L.)

Voici un autre remède traditionnel amérindien (aussi connu sous son nom anglais de *goldenseal*), qui s'utilise pour combattre les rhumes, les grippes et les affections bactériennes.

On a pu démontrer *in vitro* son pouvoir antibiotique local, notamment sur les streptocoques, et son action astringente sur les muqueuses liée à la présence d'un alcaloïde appelé berbérine. Ce qui signifie que les principes actifs de cette plante peuvent favoriser la guérison des angines et des blessures infectées.

Grâce à son pouvoir astringent, elle contribue aussi à prévenir et à soigner la *turista* des voyageurs, mais ne dispense pas de respecter les précautions d'usage.

La tisane d'hydrastis présente un inconvénient majeur : son goût très amer.

> *Attention :* à haute dose, cette plante peut provoquer des nausées ou une hausse de la tension artérielle.

Igname sauvage
(Dioscorea villosa)

Plante nord-américaine (généralement commercialisée sous le nom de *wild yam*) qui contient de la progestérone, ce qui la rend fort intéressante pour les maux féminins (en particulier pour les troubles liés à la ménopause).

Kombucha
(Fungus japonica)

Il s'agit ici d'un champignon censé activer le système immunitaire, soigner l'arthrite et traiter aussi bien le cholestérol que l'acné. La tisane de kombucha s'utilise en Chine et au Japon depuis les premiers siècles de notre ère.

D'après les études menées sur son compte, ce végétal semble effectivement dépuratif et exceptionnellement riche en vitamines du groupe B.

Sachez toutefois que l'on doit cultiver son kombucha soi-même dans un bocal d'eau et qu'il présente un aspect visqueux franchement répugnant.

Lapacho

(Tabebuia avellanadae)

Cette panacée-ci, qui nous vient du Brésil, fut un temps présentée comme capable de guérir les cancers les plus divers, et même le sida. Les recherches les plus récentes ont mis en évidence une possible action antibactérienne, anti-inflammatoire et antivirale, ainsi que la présence de substances potentiellement anticancéreuses. Mais tout cela reste à prouver.

Melaleuca

(Melaleuca bracteata)

On connaissait en Europe cette plante des antipodes par son huile essentielle antiseptique, dite huile d'arbre à thé. On apprend aujourd'hui qu'elle se boit en tisane depuis des siècles. Cela dit, elle ne présente à première vue aucun intérêt médicinal particulier, sauf à la rigueur comme succédané du thé ou du café, étant moins excitante.

Rooibosch

(Aspalanthus linearis)

Voilà une tisane originaire d'Afrique du Sud et dont vous n'aviez sans doute jamais entendu parler, mais dont on risque de vous rebattre les oreilles au cours des années à venir. Il apparaît en effet qu'un grand effort de commercialisation de cette plante, aussi appelée thé rouge, ait été entrepris. Le rooibosch posséderait des vertus antiallergiques bien utiles aux victimes du rhume des foins et représenterait, comme le melaleuca, une alternative pauvre en caféine au thé.

Schizandra
(Schizandra sinensis Bail.)

On utilise le fruit de cette plante chinoise *(wu wei zi)* en médecine traditionnelle. Léger stimulant et tonique général, elle est réputée stimuler la partie du cerveau qui contrôle la respiration et, ce faisant, contribuer à mieux saturer le sang d'oxygène. Elle est à ce titre très appréciée des sportifs, d'autant plus qu'on n'a signalé à ce jour aucun effet secondaire indésirable. On lui prête également une action sédative et aphrodisiaque, ce qui paraît un brin contradictoire...

Serenoa
(Serenoa repens)

Vendue aux États-Unis sous le nom de *saw palmetto*, elle y est présentée comme un adjuvant précieux de la prévention et du soulagement de l'adénome prostatique bénin. L'avenir nous dira si elle surpasse à cet égard notre banale racine d'ortie.

Plus sujet à caution : elle améliorerait le fonctionnement des appareils reproductifs masculin et féminin tout en exerçant un agréable effet aphrodisiaque sur les deux partenaires.

Spiruline
(Spirulina maxima)

On dit de cette algue d'eau douce qu'elle accroît l'énergie, aide à réguler l'appétit, prévient le cancer, fait chuter le taux de cholestérol et a mille autres vertus... mais rien de tout cela n'est le moins du monde prouvé.

En revanche, en gonflant dans votre estomac, elle vous aidera à contrôler votre apport alimentaire.

Trèfle rouge
(Trifolium pratense L.)

Riche en phyto-œstrogènes, cette plante ordinaire de nos jardins représenterait un efficace traitement alternatif de l'hormonothérapie de susbtitution prescrite lors de la ménopause.

Elle agirait aussi sur l'arthrite et sur la goutte.

LES PLANTES DANGEREUSES

Bien entendu, je ne prétends pas avoir dressé dans ce chapitre un inventaire exhaustif des plantes médicinales. La flore européenne ou exotique offre des centaines d'autres simples tout aussi précieux, mais parfois dangereux. Voici une liste des plantes toxiques *à ne jamais utiliser sans avis médical*.

Aconit napel
Actée en épi
Adonis du printemps
Ammi
Anémone des bois
Anémone pulsatille
Aristoloche
Arum tacheté
Asaret
Belladone
Bois gentil
Bryone dioïque
Clématite
Colchique
Euphorbe
Fève de Calabar
Fève de saint Ignace
Fougère mâle
Fusain d'Europe
Genêt d'Espagne
Germandrée petit chêne
Grande ciguë
Gui
Hièble
If
Jusquiame noire
Lauréole
Laurier-cerise
Morelle douce-amère
Morelle noire
Mouron rouge
Muguet
Nerprun
Noix vomique
Œnanthe safranée
Parisette
Petite ciguë
Renoncule âcre
Rose de Noël
Rue
Sabine
Sceau de Salomon

Coloquinte	Laurier-rose	Séneçon
Croton	Lierre grimpant	Stramoine
Cytise	Lyciet	Strophantus
Datura	Mandragore	Tamier
Digitale pourpre	Mercuriale	Troène
Éphédra	Momordique	Vératre blanc

Toutes ces plantes sont extrêmement nocives et provoquent chaque année des intoxications graves, voire mortelles. N'en absorbez sous aucun prétexte, sauf, bien entendu, si elles vous ont été prescrites par un médecin qualifié.

Faites la sourde oreille lorsque les sirènes de la mode tentent de vous inciter à négliger toute prudence. À ce sujet, j'aimerais m'appesantir un instant sur le cas de l'éphédra (le *ma huang* de la pharmacopée chinoise, utilisé depuis cinq mille ans), très appréciée aux États-Unis par les sportifs soucieux d'améliorer leurs performances... et par les personnes désireuses de perdre du poids sans effort et de trouver un produit susceptible de remplacer les médicaments amincissants récemment retirés de la vente. De fait, l'éphédra semble stimuler le métabolisme et donc la fonte des tissus adipeux. Hélas, elle est aussi dangereuse et ne devrait être prescrite que par un praticien chevronné. Riche en un alcaloïde appelé éphédrine, qui possède une action similaire à celle de l'adrénaline, cette plante, utilisée en Chine notamment pour traiter l'asthme, ne manque pas d'atouts aux yeux du corps médical. On en tire par exemple un vaso-constricteur utilisé pour calmer les manifestations des rhumes. Mais elle produit aussi des accès d'hypertension suivis de chutes brutales de tension, augmente la fréquence des mouvements respiratoires, excite les contractions des muscles lisses et influe sur le rythme cardiaque. Aux États-Unis, on a signalé depuis 1994 au moins huit cents cas d'accidents – dont quarante mortels – liés à l'usage inconsidéré de cette drogue végétale et pour la plupart survenus chez des individus jeunes et en bonne état de santé général. Donc, même si elle est en vente libre, de grâce, n'y touchez pas !

*
**

Vous l'avez compris, une tisane est tout sauf une simple boisson chaude globalement inoffensive. C'est la raison pour laquelle les tisanes composées « maison » sont rarement une bonne idée : en associant une plante bonne pour calmer la toux et une plante qui favorise la circulation sanguine, vous risquez en effet – au lieu de traiter, comme vous l'espériez, tous vos petits maux d'une pierre deux coups – d'absorber un breuvage dénué de tout effet ou, pire, d'ingurgiter une mixture néfaste ou toxique. Sachez à ce propos qu'en France seules onze plantes médicinales peuvent en théorie être légalement vendues par les non-spécialistes sous forme de mélanges : la camomille, le cynorrhodon, l'hibiscus, la menthe, l'oranger, le tilleul et la verveine, auxquelles il faut ajouter les espèces aromatiques telles que le thym, etc.

La prudence la plus élémentaire commande donc de s'en tenir à des breuvages simples ou de prendre conseil auprès d'un praticien expérimenté, phytothérapeute, herboriste ou pharmacien.

IV

La beauté par les tisanes

Il en va de la beauté comme de la santé : lassée du « tout-chimique », la cosmétique moderne redécouvre les plantes, premiers produits de beauté de l'histoire, et l'on ne compte plus les crèmes ou les lotions les plus luxueuses vantant les vertus des plantes qu'elles renferment.

Mais, comme il vaut toujours mieux s'adresser au bon Dieu qu'à ses saints, je vous propose de remonter à la source de tous ces bienfaits, c'est-à-dire aux tisanes de beauté de nos aïeules.

> Dans tout ce chapitre, et sauf indication contraire, comptez pour les infusions 3 cuillerées à soupe de plante par litre d'eau, et 1 poignée de plante par litre pour les décoctions.

Et, si je puis me permettre un bon conseil : filtrez toujours soigneusement vos tisanes de beauté avant de les utiliser afin d'éviter de boucher vos canalisations !

SOINS DU VISAGE

Des tisanes pour avoir une belle peau

Car, si les yeux sont le miroir de l'âme, la peau est celui de la santé. Pour conserver un joli teint, faites donc des cures régulières de tisanes.

Tisanes dépuratives

– Infusion ou décoction de bardane ;
– infusion de suc de bourrache ;
– infusion de guimauve ;
– infusion de pissenlit.

Beauté du teint à la chinoise

Tisane de ginseng

Depuis des millénaires, les femmes chinoises font des cures de tisane de ginseng pour préserver la jeunesse et l'éclat de leur peau (cela permet en plus, on l'a vu, de retrouver toute son énergie).

Une autre recette

Préparez une décoction de racine de pivoine blanche (*bai shao yao*) et de réglisse (1 poignée de la première et 1 cuillerée à café de la seconde plongées dans 1 litre d'eau et mijotées pendant 15 minutes). On absorbera chaque jour pendant 21 jours d'affilée un petit verre de ce breuvage, lors des changements de saison.

Bienfaits du thé vert

Boire du thé vert antioxydant protège la peau des méfaits des rayons UVB, responsables de certains cancers cutanés. Ne vous croyez pas pour autant autorisé à reprendre vos mauvaises habitudes d'antan et à vous faire rissoler en plein midi !

Lotions et élixirs de beauté

> Préparez-les toujours en petite quantité : pas plus d'un quart de litre à la fois, car ces produits naturels se conservent mal (une semaine maximum au réfrigérateur et dans un flacon bouché).

Pour les peaux normales

Toutes les recettes de lotions toniques qui suivent sont excellentes pour maintenir l'équilibre de votre peau :

– infusion de camomille romaine (1 poignée par litre) ;
– infusion de houblon (3 cuillerées à café par litre) ;
– infusion de fleurs d'oranger (3 cuillerées à soupe par litre) ;
– infusion d'ortie (1 poignée par litre) ;
– décoction de pissenlit ;
– décoction de tilleul (1 bonne poignée par litre).

Lotion royale
(Recette utilisée par les dames
de la cour de Louis XIV)

Ingrédients :

3 cuillerées à café de pétales de rose rouge
3 cuillerées à café de pétales de lys
1/4 de litre d'eau bouillante

Laissez infuser les pétales de fleurs à couvert pendant 2 heures, puis portez la mixture à ébullition et laissez-la mijoter pendant 15 minutes. Filtrez et laissez refroidir cette lotion avant de l'appliquer.

Pour les peaux grasses

Vos amies sont les plantes astringentes sans violence, qui permettront de réguler la production de sébum de votre peau sans l'irriter.

Lotions toniques

À utiliser pour vous rincer le visage après vous être démaquillée.

– Infusion concentrée (1 poignée par litre) d'achillée millefeuille ;
– infusion concentrée (1 poignée par litre) de menthe ;
– infusion concentrée (1 poignée par litre) de romarin ;
– infusion concentrée (1 poignée par litre) de saule blanc ;
– infusion concentrée (1 poignée par litre) de tussilage.

Eaux astringentes

À réserver aux régions plus grasses ou à celles dont les pores sont dilatés.

– Décoction d'hamamélis ;

– infusion de pétales de rose (2 poignées par litre infusées 30 minutes) ;

– vinaigres de toilette parfumés comme du vinaigre rosat (macération de 1 poignée de pétales de rose dans 1/2 litre de vinaigre de vin blanc pendant 1 semaine).

Une fois par semaine, pratiquez un sauna facial pour ouvrir les pores et les nettoyer en profondeur.

Sauna facial purifiant

Préparez dans un grand bol une décoction de thym et de camomille romaine ou de sauge, ou une infusion d'eucalyptus (plantes antiseptiques). Si vous avez la peau plus sensible, optez plutôt pour une infusion de lavande, de tilleul, de mauve, de menthe ou d'ortie – vous pourrez varier les plaisirs d'une semaine sur l'autre. Placez votre visage au-dessus du bol fumant et recouvrez le tout d'une serviette en formant une tente. Demeurez ainsi, exposé aux vapeurs parfumées pendant 10 minutes.

Faites suivre ce soin d'un gommage et/ou d'un masque et terminez par l'application d'une infusion de rose rouge anticomédons. Une seule contre-indication à ce type de traitement : la couperose.

Masque désincrustant

Diluez 2 cuillerées à soupe d'argile blanche avec juste assez d'infusion de thym ou de camomille (ou de toute autre tisane adaptée aux soins des peaux grasses) pour obtenir une pâte homogène. Appliquez ce masque sur votre visage en évitant bien le contour des yeux et laissez-le sécher pendant 15 minutes. Rincez-le à grande eau, puis appliquez un peu de tisane de rose rouge.

Contre l'acné

Tisanes dépuratives

– Infusion d'ortie ;
– infusion d'achillée millefeuille ;
– décoction de bardane.

Lotion anti-acné

Nettoyez-vous le visage avec une tisane de beauté adaptée à votre peau :
– infusion de sauge ;
– décoction concentrée de bardane (3 poignées par litre cuites pendant 20 minutes) ;
– décoction concentrée de jeunes rameaux de genévrier (2 poignées par litre cuites pendant 15 minutes) ;
– décoction de pensée sauvage.

Eau astringente à l'orientale
(Recette médiévale)

Préparez une décoction avec 2 cuillerées à soupe de pétales de rose rouge et 1 cuillerée à soupe de prêle, que vous laisserez cuire pendant 10 minutes dans 1/2 litre d'eau. Laissez refroidir cette lotion avant de l'utiliser.

Pour les peaux sèches et/ou réactives

Il s'agit avant tout pour vous de nettoyer sans assécher ni irriter, et de combattre les petites mésaventures plus fréquentes chez votre type de peau que sont les rougeurs ou la couperose. Les personnes à peau mixte utiliseront les recettes qui suivent sur les parties les plus sèches de leur visage et se reporteront aux paragraphes consacrés aux peaux grasses pour les autres.

Tisanes apaisantes et adoucissantes

- Infusion de feuilles de bourrache ;
- infusion de pétales de rose blanche ;
- infusion concentrée (1 poignée par litre) de cerfeuil ;
- infusion concentrée (1 poignée par litre) d'hysope ;
- décoction de guimauve ;
- décoction de tilleul (1 bonne poignée par litre).

Rappelons aussi, bien qu'il ne s'agisse pas à proprement parler d'une tisane, que l'eau de rose, utilisée en cosmétique depuis le Xe siècle, est elle aussi excellente pour vous.

Lotions antirougeurs

– Infusion légère (2 cuillerées à soupe par litre) de pétales de rose blanche ;
– infusion légère (2 cuillerées à soupe par litre) de fleurs d'oranger ;
– décoction de fleurs d'aubépine.

Lotions antidartres

Ces petits boutons disparaîtront sans tarder si vous les badigeonnez des mixtures suivantes :
– décoction concentrée de bardane (2 poignées par litre cuites pendant 15 minutes) ;
– décoction concentrée de bourdaine (1 grosse poignée par litre d'eau cuite pendant 10 minutes).

Contre la couperose

Certaines tisanes spécifiques peuvent contribuer à prévenir son apparition et à enrayer sa progression :
– décoction de mauve ;
– décoction de guimauve ;
– décoction de fleurs d'aubépine ;
– décoction de marrons d'Inde (coupez en morceaux 6 marrons débarrassés de leur écorce et faites-les cuire pendant 15 minutes dans 1 litre d'eau) ;
– compresses d'infusion d'hamamélis.

Stratégie antirides

Les tisanes peuvent vous aider à ralentir les outrages du temps et à préserver la jeunesse de votre peau. Voici quelques recettes destinées à devancer les rides et à raffermir les chairs du visage.

Lotions antirides

À appliquer chaque jour.
- Infusion de tussilage ;
- infusion d'hysope ;
- décoction de feuilles de ginkgo biloba.

Tisane de beauté antirides

Ingrédients :

3 cuillerées à soupe de cerfeuil frais
1/4 de litre d'eau de rose

Placez le cerfeuil et l'eau de rose dans une casserole, portez à ébullition et laissez frémir pendant 1/2 heure. Filtrez puis laissez refroidir cette lotion avant de l'appliquer sur votre visage.
Pour les peaux plus grasses, remplacez l'eau de rose par un mélange d'eau de rose et d'eau d'hamamélis (1/8 de litre de chaque).

Compresses antirides

Chaque soir, après vous être démaquillée, appliquez sur votre visage des compresses d'infusion de coquelicot, de romarin, de tilleul ou de tussilage, que vous conserverez pendant 10 minutes.

Peaux ternes

Ravivez leur éclat grâce à une décoction de pissenlit.

Contre les pigmentations cutanées

Les Africaines usent de décoctions de graines de bénincase (une espèce locale) pour éclaircir leur peau ; les Japonaises, elles, n'hésitent pas à concocter pour ce faire des tisanes de fiente de rossignol... Pour ma part, je ne vous proposerai pas de méthodes aussi drastiques, mais seulement quelques recettes susceptibles de remédier à certains menus problèmes pigmentaires, tels que les les taches de rousseur ou les taches de vieillesse.

Pour éclaircir les taches cutanées

Badigeonnez-les d'infusion concentrée de persil (1 bonne poignée par litre) ou de décoction de tilleul ou de bruyère (1 grosse poignée par litre).

Contres les taches de rousseur

Ceux et celles qui n'aiment pas leurs taches de rousseur pourront tenter de les faire disparaître ou du moins de les estomper par l'application d'infusion de persil ou de décoction de pissenlit.

Contre les coups de soleil

On ne le répétera jamais assez, s'exposer au soleil sans protection est mauvais pour la peau... et suffit à annihiler l'effet de tous les soins patients que vous prodiguez à votre teint le reste de l'année.

Si vous avez malgré tout fait preuve d'imprudence et attrapé un coup de soleil, appliquez des compresses apaisantes :

– infusion de thé vert ;

– décoction de souci ;

– infusion de camomille ou de lavande préparées avec de l'eau ou du lait.

Soins de la bouche

Pour rafraîchir l'haleine

Confectionnez une eau de rinçage avec de l'infusion d'anis, de persil, de réglisse ou d'origan (ou un mélange de plusieurs d'entre elles).

Pour blanchir les dents

On dit que l'infusion de sauge utilisée en bains de bouche quotidiens blanchit les dents. Essayons toujours...

Soins des yeux

Pour décongestionner les paupières

À appliquer en lotion ou en compresses.
– Infusion de bleuet ;
– infusion d'hysope ;
– infusion de rose pâle ;
– infusion de fleur d'oranger ;
– décoction de guimauve ;
– décoction de mauve.

En cas d'irritation

– Infusion de graines de fenouil ;
– infusion de pétales de rose rouge ;
– infusion de cassis (en cas d'inflammation) ;
– infusion de pétales de violette (en cas d'inflammation) ;
– décoction de tilleul (en cas d'inflammation).

Pour estomper les cernes

Badigeonnez-les chaque soir après le démaquillage d'infusion concentrée (1 poignée par litre) de camomille romaine ou d'hysope.

Lotions après-rasage

Les infusions de menthe et d'hysope font d'excellents après-rasages. Voilà un cadeau original et facile à préparer à suggérer à vos enfants pour la fête des pères.

SOINS DU CORPS

Les tisanes fournissent aussi des bains, des lotions corporelles et de soins de beauté.

Tisanes de bain

Comme les Grecs et les Romains d'antan, ajoutez à votre bain une décoction de lavande : ça sent bon et en plus ça apaise les nerfs et rééquilibre. La plupart des plantes odorantes, et notamment des fleurs, se prêtent à ce type de préparation. Ainsi, en Asie, on adore les bains à la décoction de citronnelle, qui laissent la peau délicatement parfumée. À vous d'inventer vos propres recettes !

Bain de l'impératrice de Chine

Jetez 1 petite poignée de fleurs d'oranger, 1 petite poignée de fleurs de jasmin et 2 cuillerées à soupe de pétales de rose dans un bain chaud et infusez avec ces fleurs pendant 15 à 20 minutes.

Bain adoucissant au thé vert

Ajoutez le contenu de trois théières de thé vert dans un bain. Cette tisane assouplit la peau tout en rééquilibrant les flux énergétiques de l'organisme.

Bain tonifiant pour la peau

Additionnez-le d'infusion de millepertuis.

Bain antitranspiration

Bien entendu, il ne bloque pas le processus de transpiration et ne dispense pas d'utiliser un déodorant, mais il peut faciliter le quotidien des personnes souffrant d'hypersudation.

Ajoutez à votre bain 5 litres de décoction d'aiguilles de sapin blanc.

Dans le même temps, faites des cures régulières de décoction de prêle (à raison de 2 tasses par jour).

Lotions pour le corps

Après votre bain ou votre douche, retrouvez le plaisir des frictions d'autrefois, excellentes pour la peau comme pour le moral.

**Lotion du matin,
idéale pour se mettre en train**

Préparez une infusion de sauge, de prêle et de menthe (3 cuillerées à soupe de chaque plante pour 1 litre d'eau) et agrémentez-la de 2 cuillerées à soupe de vinaigre de cidre. Utilisez ce mélange pour vous frictionner de la tête aux pieds (ou presque). Cette lotion présente l'avantage supplémentaire de débarrasser la peau des résidus alcalins laissés par une eau trop calcaire (problème fréquent dans les grandes villes et dans les régions au sous-sol calcaire).

Vous pouvez aussi recourir aux vinaigres de toilette parfumés, préparés par macération de fleurs (lavande, rose, jasmin, etc.) dans du vinaigre de cidre ou de vin blanc.

Lotions antieczéma

Si vous êtes sujet à l'eczéma, utilisez des tisanes de friction mêlant vinaigre de cidre et l'une ou l'autre de ces tisanes :
- infusion de bardane ;
- infusion de pivoine (*chi shao yao*) ;
- infusion de mouron des oiseaux ;
- infusion d'ortie ;
- infusion de pensée sauvage.

Contre les vergetures

Si aucune technique ne peut aujourd'hui les faire totalement disparaître, l'application de compresses de décoction de prêle les atténuera et en améliorera l'apparence.

Autobronzant naturel

Pour ne plus céder à la tentation du bain de soleil, essayez ces recettes qui permettent d'obtenir naturellement un joli hâle.

Bronzage au thé

Prélassez-vous pendant 20 minutes dans un bain de décoction très concentrée de thé noir (5 poignées par litre ; pour ne pas vous ruiner, achetez du thé de qualité inférieure) afin de donner une légère teinte ambrée à votre peau. Vous pouvez aussi vous en appliquer en lotion sur le visage en évitant la racine des cheveux si vous avez les cheveux clairs ou grisonnants. Protégez également vos sourcils de cette teinture à l'aide d'un peu de vaseline.

Bronzage au henné

Oui, il s'agit d'un produit végétal, de la poudre de feuilles de *Lawsonia inermis L.*, pour être précise. Et la pâte utilisée en Orient et en Afrique du Nord pour colorer les cheveux ou orner les mains et les pieds de motifs traditionnels n'est autre qu'une sorte de tisane particulièrement épaisse. Le henné permet aussi d'obtenir un faux hâle, mais il est vivement conseillé de confier cette opération à un spécialiste, sous peine de vous retrouver couverte de marbrures bistres. Ce soin est aujourd'hui proposé dans de nombreux hammams et instituts de beauté.

Tisanes et minceur

Les tisanes peuvent aider à lutter contre l'excédent pondéral et la cellulite, mais n'en attendez pas de miracle. Vous le savez, si vous ne surveillez pas par ailleurs votre alimentation et votre hygiène de vie, rien de notable ne se produira.

> Et, si jamais on vous parle d'une tisane capable de vous faire mincir à elle seule, n'écoutez pas la voix de la tentation et fuyez à toutes jambes car le produit évoqué devant vous est forcément DAN-GE-REUX !

Tisanes dépuratives

– Infusion de pissenlit (à boire froide et à jeun) ;
– infusion d'origan ;
– infusion de fenouil ;
– infusion d'achillée millefeuille ;
– infusion de reine-des-prés ;
– infusion de marrube blanc.

On recommande en général des cures de huit jours, à faire une semaine sur deux, à raison de 2 tasses de tisane par jour.

Tisane minceur

Ingrédients :

3 cuillerées à soupe de graines de fenouil
3 cuillerées à soupe de feuilles de vigne rouge
3 cuillerées à soupe de sauge
3 cuillerées à soupe de reine-des-prés
2 cuillerées à soupe de goémon
1 cuillerée à soupe de racine de réglisse

Préparez une décoction avec 1 petite poignée de ce mélange par litre et absorbez-la en cure, à raison de 3 ou 4 tasses par jour pendant une semaine, une semaine sur deux.

Bains amincissants désinfiltrants

Ajoutez à votre bain ces tisanes :

– infusion concentrée de lierre terrestre, éventuellement accompagné de saule blanc ou de marronnier d'Inde ;

– décoction de reine-des-prés (3 poignées) et de marronnier d'Inde (2 poignées) bouillis pendant 10 minutes dans 3 litres d'eau.

Les bains tout simples de saule blanc ou de reine-des-prés sont également très efficaces.

Lotion désinfiltrante

Appliquez après le bain une décoction de feuilles de bouleau, de reine-des-prés et de lierre terrestre.

Lotion anticellulite

Ingrédients :

1 poignée de reine-des-prés
1 poignée de lierre terrestre
1 poignée d'écorce de marronnier d'Inde
1 poignée de goémon

Confectionnez une décoction avec 1 poignée de ce mélange par litre, que vous laisserez bouillir pendant 15 minutes. Cette tisane peut aussi se verser dans un bain.

Soins des seins

Lotions de beauté

Pour préserver la fermeté et le galbe de vos seins, appliquez régulièrement des compresses de tisane froide.

- Décoction d'alchémille ;
- décoction de capselle bourse-à-pasteur ;
- décoction de serpolet.

Pour limiter les tensions liées au syndrome prémenstruel

Buvez chaque jour de la dernière semaine de votre cycle 2 tasses d'infusion d'achillée millefeuille ou de cassis.

SOINS DES CHEVEUX

Tisane-shampooing

Saviez-vous qu'une simple tisane pouvait avantageusement remplacer votre shampooing ? Il vous suffit de concocter une infusion de saponaire (1 grosse poignée de plante entière par litre infusée 15 minutes et passée). Vous obtiendrez ainsi un shampooing très doux.

Rinçages beauté

À ajouter au dernier rinçage, que vous effectuerez de préférence à l'eau froide. Si vous habitez une ville ou une région dont l'eau est très calcaire, additionnez le tout de 1 cuillerée à soupe de vinaigre de cidre ou de vinaigre parfumé afin d'obtenir une chevelure encore plus brillante.

Pour tous les types de cheveux

- Infusion de bleuet ;
- infusion d'eucalyptus ;
- infusion de lavande.

Attention : toutes les recettes qui suivent sont conçues pour ce que les coiffeurs appellent des cheveux « vierges », c'est-à-dire n'ayant subi aucun traitement chimique : ni coloration, ni balayage, ni permanente. Si tel n'est pas votre cas, procédez avec prudence et faites d'abord une touche d'essai sur une mèche peu visible.

Pour donner des reflets dorés aux cheveux blonds ou châtain clair

Blond romain

Les coquettes de la Rome antique utilisaient une infusion concentrée (2 poignées par litre) de bouillon-blanc.

Recettes plus actuelles

– Décoction concentrée de matricaire (2 poignées par litre) à laquelle vous ajouterez le jus de 1 citron. Ce traitement naturel sera encore plus efficace si vous faites sécher vos cheveux au soleil. Une variante très usitée en Europe de l'Est consiste à adjoindre au mélange 2 cuillerées à soupe de vodka ;
– décoction de fleurs de rhubarbe ;
– décoction de souci.

Pour réveiller l'éclat des cheveux bruns

– Infusion de sauge ;
– infusion de thym ;
– infusion de feuilles de noyer ;
– infusion de lierre.

Pour obtenir des reflets roux

Le henné

La plante reine à cet égard est bien entendu le henné. Je parle ici du henné naturel, car tous les autres (henné blond, noir, extrarouge ou même neutre) ont subi des traitements chimiques et s'apparentent plus à une teinture qu'à une tisane pour les cheveux.

À l'inverse des autres rinçages capillaires mentionnés dans ce chapitre, la tisane de henné ne s'utilise pas en fin de shampooing, mais avant le lavage des cheveux. Comptez 2 poignées de henné par traitement. Pour obtenir de simples reflets cuivrés, laissez agir le produit pendant 15 minutes. Si vous visez une couleur plus soutenue, prolongez ce temps de pause (jusqu'à 2 heures pour un roux flamboyant).

Apprenez par ailleurs que le henné est excellent pour les cheveux, qu'il gaine et renforce. Seul inconvénient, cette tisane capillaire ne peut s'utiliser que sur des cheveux absolument naturels (ou déjà traités au henné), sinon vous courez tout droit à la catastrophe – inutile même de tenter l'expérience de la touche d'essai. Sachez aussi que le henné ne donne de bons résultats que sur les cheveux bruns ou auburn, tandis que les chevelures claires, surtout grises ou blanches, tendent à virer à l'orangé.

Pour enrayer un grisonnement précoce

Pour masquer les premiers cheveux gris sur une chevelure brune ou châtain foncé, on préconise une décoction de thé et de sauge.

Évoquons au passage le légendaire *he shou wu* (*Polygonatum multiflorum Thunb.*) chinois, connu en Europe sous le nom de renouée multiflore, car on raconte qu'un homme qui en prenait tous les jours vit ses cheveux gris reprendre leur couleur antérieure. Mais ne testez pas cette méthode car il s'agit d'une plante dangereuse. La coquetterie a ses limites...

Contre les pellicules

Shampooing antipelliculaire

Remplacez votre shampooing habituel par une décoction de bois de Panama (1 poignée par litre).

Rinçage antipelliculaire

– Infusion de romarin (à réserver plutôt aux cheveux sombres) ;
– infusion de feuilles de châtaignier (1 bonne poignée par litre) ;
– infusion de saule blanc ;
– infusion de sauge ;
– décoction d'ortie.

Pour accélérer la pousse des cheveux

Rinçages stimulants

– Infusion de romarin (plutôt pour les cheveux sombres) ;
– décoction de romarin au vinaigre (1 poignée dans 1/2 litre de vinaigre de cidre bouillie pendant 10 minutes). Cette dernière recette peut aussi s'utiliser en frictions.

Pour ralentir la chute des cheveux et favoriser leur repousse

– Infusion d'ortie (en rinçages et en frictions) ;
– infusion de basilic (en rinçages) ;
– décoction d'achillée millefeuille (en frictions) ;
– décoction de bardane (en frictions) ;

– décoction d'ortie (en frictions) ;
– décoction de thym (en frictions).

Rinçages énergisants « chinois »

Ils reposent sur les principes de la médecine chinoise et sur la règle des cinq éléments. Suivant votre signe du zodiaque chinois, vous êtes lié à un de ces cinq éléments.
Pour les êtres dominés par l'élément feu, aux cheveux souvent secs et ternes : infusion de ginseng (énergisante).
Pour les êtres dominés par l'élément métal, aux cheveux souvent secs et électriques : infusion de jasmin (calmante).
Pour les êtres dominés par l'élément bois, aux cheveux souvent cassants et au cuir chevelu sensible : infusion de bambou (apaisante).
Pour les êtres dominés par l'élément eau, aux cheveux généralement fins : infusion de lotus (volumatrice).
Pour les êtres dominés par l'élément terre, aux cheveux le plus souvent normaux ou mixtes : infusion de citronnelle (équilibrante).

SOINS DES MAINS ET DES PIEDS

Soins des mains

Lotion adoucissante

Une décoction de matricaire cuite dans du lait à utiliser au quotidien.

Pour les ongles cassants

Par voie interne

– Infusion d'ortie en cure de 6 mois ;
– infusion de prêle en cures de 10 jours par mois pendant 3 mois.

Bains d'ongles

Laissez vos mains tremper dans un bol de décoction de prêle pendant 10 minutes tous les jours – si vous en trouvez le temps ; sinon, faites-le aussi souvent que vous le pourrez.

Contre les engelures et les gerçures

Bains de mains anti-engelures

– Décoction de bouillon-blanc cuit dans du lait ;
– décoction de sapin blanc.

Ces préparations peuvent aussi s'utiliser en compresses ou en frictions.

Bains de mains antigerçures

Concoctez-vous une décoction d'écorce de chêne.

> Toutes ces recettes sont aussi valables pour les soins des pieds.

Soins des pieds

Contre la transpiration excessive et les mauvaises odeurs

Bains de pieds désodorisants au thé

Préparez une décoction avec 2 cuillerées à café de thé (ou avec 2 sachets) noir bouilli 15 minutes dans 1/2 litre d'eau, que vous diluerez dans 2 litres d'eau froide. Trempez les pieds dans ce mélange pendant 30 minutes. Répétez l'opération tous les jours pendant une semaine.

Autres recettes

– Infusion de lavande ;
– infusion de prêle ;
– infusion de romarin ;
– infusion de sauge ;
– infusion de thym ;
– décoction d'aiguilles de pin ou de sapin blanc (10 poignées par litre à placer dans un sachet de mousseline), ou décoction de tussilage.

Il vous faudra barboter dans ces mixtures pendant 15 à 30 minutes.

Pour combattre plus spécifiquement la transpiration

Préférez une infusion de prêle et de sauge.

Pour les pieds endoloris

Pieds congestionnés (par la chaleur ou par une longue station debout)

Faites cuire 3 litres de décoction d'armoise que vous verserez dans une cuvette sans la filtrer. Pataugez dans ce bain de pieds pendant 5 minutes en foulant les feuilles d'armoise.

Vous pouvez employer la même méthode avec des feuilles de menthe ou d'hamamélis.

En cas de rhumatismes

Une décoction de saule blanc constitue le choix idéal (1 bonne poignée par litre).

Pieds échauffés

Optez pour une infusion d'hysope.

Contre les cors aux pieds et autres durillons

Appliquez chaque jour des compresses de décoction concentrée de saule blanc et conservez-les au moins 1 heure ou, mieux, toute la nuit sous un bandage. Vous disposez là de la version naturelle (et nettement moins agressive) des emplâtres coricides vendus dans le commerce.

ET POUR VOUS AMUSER UN PEU...

Voici quelques recettes incongrues et, avouons-le, assez « fun ».

Henné et *mehndis*

Rappelons tout d'abord que la tisane de henné peut servir à dessiner de jolis tatouages traditionnels (appelés *mehndis*) ou plus fantaisistes sur les mains, les pieds et le reste du corps. Malheureusement, il s'agit d'une opération assez délicate qu'il vaut mieux confier à un professionnel ou à un ami à la main sûre !

Plante à tatouages

Je vous laisse imaginer les mille et une manières de vous divertir avec une plante dotée d'un tel nom. Faites-la-vous rapporter d'Amérique du Sud (on en utilise les feuilles en décoction et son nom botanique est *Eclipta prostrata*).

Peinture corporelle

Imitez les Indiens de la jungle péruvienne et peignez-vous le corps en bleu avec une infusion de sève de genipayer *(Genipa americana)*.

Leurs cousins d'Amérique du Nord utilisent pour leur part une décoction d'hydrastis du Canada afin de se teindre le visage en jaune. J'admets que c'est moins esthétique.

> *Attention :* ces décorations corporelles ne s'effacent pas avec un simple lavage (sauf peut-être celles à base d'hydrastis du Canada), loin s'en faut, puisqu'un *mehndi* tient plusieurs semaines : à éviter, donc, la veille d'un rendez-vous important...

*
**

En somme, les tisanes, déjà excellentes pour notre santé, sont tout aussi précieuses sur le plan de la beauté. Et n'oublions pas que, jusqu'au fameux *N° 5* de Chanel, les parfums n'étaient au fond que des tisanes hypersophistiquées préparées avec de l'alcool et des huiles (plus quelques supports animaux tels que le musc ou l'ambre gris) puis distillées et raffinées à l'aide d'un matériel un rien plus complexe que notre trilogie casserole-tasse-passoire.

V

Les usages domestiques des tisanes

Cette utilisation est moins connue que les deux précédentes, mais saviez-vous que les tisanes pouvaient aussi vous rendre mille services à la maison et au jardin ?

UNE LESSIVE 100 % BIO

On peut très bien remplacer sa poudre de lessive ordinaire par une tisane, en l'occurrence une infusion ou une décoction de saponaire. Cette plante, aussi appelée herbe à foulon, donne un détergent très doux, idéal pour nettoyer les tissus anciens, les tapisseries délicates ou les dentelles fragiles. Pour les tissus plus solides, faites carrément bouillir votre linge avec une poignée de saponaire. Le marron d'Inde peut la remplacer en cas de pénurie, mais il donne de moins bons résultats.

Pour que votre linge embaume, imitez les lavandières d'antan, qui avaient conservé l'habitude romaine d'ajouter un peu d'infusion de lavande à leur eau de lavage.

GROS NETTOYAGES À LA TISANE

Pour laver des mains très grasses

Préparez une décoction d'absinthe et plongez-y les mains avant de les savonner. Répetez l'opération jusqu'à ce que vos mains soient propres.

Pour récupérer des casseroles encrassées

Avant l'apparition des détergents modernes, on nettoyait dans les campagnes les ustensiles de cuisine et de ferme à l'aide de décoctions de plantes acides, véritables décapants naturels. Parmi les plus efficaces, citons l'oseille et l'ortie. Mettez-en simplement une ou deux poignées à bouillir dans votre casserole ou votre cocotte pleine d'eau, laissez mijoter pendant une bonne demi-heure... et vous la retrouverez comme neuve.

TOUTES LES TISANES DE L'ARC-EN-CIEL

L'un des vêtements les plus célèbres du XXe siècle, le jean, n'existerait pas sans une teinture végétale. D'ailleurs, si le nom que nous, Européens, lui donnons fait référence à la matière qui le compose (la toile de Gênes), les Américains, eux, le nomment *denim*, rappelant que cette toile était teinte avec du bleu de Nîmes, c'est-à-dire une décoction d'indigo. Cette teinture végétale fragile, qui se délave au fil des lessives et par simple exposition à la lumière du jour, a donné naissance à un pantalon mythique, symbole de toute une époque... Aujourd'hui, seuls les jeans de grande marque sont encore fabriqués selon ce procédé, les autres fabricants préférant recourir à des colorants industriels plus stables et qui ne se délavent pas. Toutes les traditions se perdent...

Mais la nature recèle bien d'autres teintes, aussi riches et variées que celles de la légendaire écharpe de la nymphe Iris.

Quelques conseils de base

Ne teignez que des matières naturelles, et de préférence du coton.

Les tissus synthétiques ne prennent pas la couleur, la laine craint les hautes températures et la soie ne daigne absorber qu'une partie des pigments, ce qui donne immanquablement des teintes claires ou pastel.

Teignez de préférence des tissus blancs ou écrus, sauf si vous souhaitez obtenir une teinte très foncée.

Si vous utilisez des tissus neufs, lavez-les auparavant pour les débarrasser de leur apprêt.

Prévoyez environ 2 poignées de plante par litre d'eau.

Idéalement, faites d'abord bouillir votre décoction de plante, avant d'y plonger le tissu.

Laissez-le ensuite mijoter jusqu'à ce qu'il ait pris la teinte souhaitée. Si le tissu choisi ne peut pas bouillir, mettez-le simplement à macérer dans la décoction. N'hésitez pas à le laisser tremper ainsi pendant plusieurs heures, voire une nuit entière.

Même pour ces recettes qui, en général, ne s'ingurgitent pas, respectez les règles de préparation données dans la deuxième partie de ce livre.

Veillez notamment à ne pas utiliser d'ustensiles métalliques (excepté ceux en inox).

Sachez enfin que l'on peut faire mille et mille choses avec les teintures végétales pour peu qu'on les mélange entre elles ou avec d'autres ingrédients simples, comme une poignée de sel ou un peu d'alun. Mon propos n'est évidemment pas de détailler ici toutes les possibilités des tisanes en matière de teinture mais juste de vous donner un aperçu.

Les teintes de la nature

Rouge

Jusqu'à la Première Guerre mondiale, l'armée française portait des pantalons rouges, dont la couleur était obtenue grâce à une décoction de garance. Les pertes essuyées au cours du conflit amenèrent à repenser les uniformes dans une optique de camouflage, et le kaki remplaça l'écarlate.

L'écorce de marron d'Inde donne elle aussi une jolie teinte rouge.

Orange

Pour apporter une belle nuance orangée à vos tissus, plongez-les dans une décoction de souci.

Jaune

Vous disposez d'un vaste choix de plantes pour obtenir cette couleur. Les tisanes d'immortelle, d'hydrastis du Canada et de fleurs de genêt d'Espagne fournissent toutes trois une teinture jaune.

Pour une touche plus exotique, recourez à une décoction d'écorce de jacquier (*Artocarpus heterophyllus*), un arbre d'Asie du Sud-Est qui sert en Thaïlande à teindre en jaune les robes des bonzes.

Beige écru

Voici une recette traditionnelle par excellence, encore utilisée de manière relativement courante de nos jours.

Pour conserver aux robes de baptême transmises de génération en génération leur inimitable teinte écrue, très appréciée dans certaines familles – les autres préférant vêtir leurs bébés de blanc immaculé –, on les rince dans une infusion de thé.

La même méthode s'emploie pour assortir les dentelles et le tulle des voiles de mariée à une robe de nuance ivoire. Bref, c'est la tisane idéale pour teindre en beige un linge ou un vêtement blanc défraîchi.

Vert

Contrairement à ce que pourrait croire le profane, ce n'est pas du tout la couleur la plus facile à obtenir à partir de plantes et il faudra recourir à des mélanges ou à des additifs si l'on recherche des reflets émeraude.

Notez cependant que la décoction d'asaret donne un vert pomme éclatant et l'oseille, un joyeux vert-jaune.

Bleu

Outre l'indigo, dont nous avons déjà parlé, la nature nous propose d'autres possibilités pour obtenir du bleu, mais admettons qu'elles sont moins efficaces. Le bleuet donne un bleu pastel et la lavande, un bleu pâle tirant sur le violet. Prévoyez dans les deux cas des décoctions très concentrées (3 à 4 poignées par litre).

Noir

La meilleure teinture végétale noire est fournie par la décoction de mauve.

Marron

La décoction d'écorce, de feuilles et d'enveloppe du fruit du noyer donne le brou de noix, une très efficace teinture marron utilisée aussi bien pour les tissus que pour le bois. Prenez garde à ne pas vous tacher car elle provoque une coloration presque indélébile.

Blanc

Il ne s'agit pas à proprement parler d'une teinture, mais la décoction de châtaignes réduites en poudre permet de blanchir le lin écru et certains tissus blancs défraîchis.

Si vous l'ajoutez à votre dernière eau de rinçage, elle servira également d'empois.

Œufs de Pâques

Œufs teints à la russe

Les teintures végétales pourront vous être fort utiles au moment de Pâques, pour décorer les œufs rituels. Après les avoir percés à l'aide d'une épingle afin de les vider, faites-les bouillir à tout petit feu dans une décoction de plante qui leur donnera une couleur uniforme. Vous pourrez alors ajouter sur ce fond, au pinceau et à la peinture à l'eau, le décor de votre choix.

Œufs au thé

Une autre recette, encore plus appréciée des enfants puisqu'elle peut se déguster, consiste à préparer des œufs au thé à la mode orientale. Plongez vos œufs dans une casserole remplie de thé de Chine noir fumé bien concentré et faites-les durcir normalement. Après 8 minutes de cuisson, sortez-les de la casserole, enrobez-les d'un torchon et faites-les rouler un à un sur une surface dure afin de craqueler joliment leur coquille. Replacez-les ensuite dans la casserole. Retirez celle-ci du feu 5 minutes plus tard et laissez les œufs refroidir dans le thé. Lorsque vous les écalerez, ils arboreront de délicates marbrures et dégageront un amusant arôme fumé. Et voilà une entrée pascale simple et toujours originale.

TANNER LE CUIR

Depuis la nuit des temps, on a recours pour tanner les cuirs aux écorces riches en tanins de divers arbres, comme le chêne. Une fois la peau débarrassée de toute trace de chair et de poils, on la mettait à macérer dans une décoction concentrée d'écorce de chêne (2 à 3 poignées par litre) jusqu'à ce que l'opération ait produit l'effet recherché, ce qui prenait une bonne semaine. Cette méthode s'emploie dans le monde entier, partout où l'on trouve des animaux et des arbres dotés d'une écorce tannique.

Je vous déconseille toutefois vivement de vous essayer au tannage « maison », sauf si vous disposez d'un immense jardin, car il s'agit d'un processus extrêmement nauséabond.

PARFUMER LA MAISON

Pièces odorantes

Pour parfumer votre maison ou votre appartement, disposez sur les radiateurs des coupelles emplies de vos tisanes préférées ou pratiquez des fumigations.

Ne vous croyez pas tenu de réserver ces soins au salon ou à votre chambre et n'hésitez pas au contraire à abuser des fumigations dans la pièce qui en a le plus besoin : la cuisine. Dès que vous avez fait cuire un poulet, un ragoût ou, pire, des frites, mettez à bouillir une petite casserole contenant quelques feuilles d'eucalyptus ou de menthe, un morceau de racine de réglisse ou toute autre plante de votre choix. Cette tisane ne tardera pas à chasser les relents déplaisants pour les remplacer par un parfum agréable. Évitez simplement d'oublier – comme je le fais régulièrement – que vous avez placé un récipient sur le feu car, dans ce cas, une odeur de brûlé remplacera rapidement les senteurs balsamiques. Pour « récupérer » votre casserole après ce mini-drame, reportez-vous plus haut au paragraphe consacré aux gros nettoyages (p. 270)...

Tisanes rince-doigts

Dans le même ordre d'idées, remplacez vos rince-doigts ordinaires par un petit bol dans lequel vous aurez fait infuser quelques pétales de fleurs odorantes. Et expliquez à vos amis que c'est ainsi que l'on procédait dans les banquets élégants jusqu'à l'apparition des fourchettes – si ce n'est qu'en ce temps on disposait de pages qui apportaient une jarre fraîche de cette « tisane de senteur » entre chaque plat.

CHASSER LES INSECTES

Antimoustiques naturel

L'été, pour chasser les moustiques, faites des fumigations de citronnelle. Vous pouvez également opter pour de l'eucalyptus, de l'absinthe, ou même, si vous ne disposez de rien d'autre, prendre le laurier de votre bouquet garni.

Préparez également une décoction concentrée de citronnelle ou d'eucalyptus que vous vaporiserez çà et là et dont vous enduirez les parties de votre corps exposées aux piqûres. Cette lotion peut s'utiliser sans danger sur les enfants (pour les bébés, privilégiez cependant l'abri d'une moustiquaire).

Vous pouvez enfin vous enduire d'infusion de copeaux de quassia de la Jamaïque (pour plus de détails sur les bienfaits de cette plante exotique, voir p. 279, la partie consacrée au jardin).

Contre les autres nuisances volantes et rampantes

Badigeonner d'infusion de lavande les pieds et la tête des lits décourage, dit-on, les insectes en tous genres. Cette méthode est particulièrement efficace contre les punaises. Il en faut hélas plus pour repousser les araignées.

Si vous habitez ou passez vos vacances dans une région infestée d'insectes baladeurs, recourez carrément à cette vieille recette coloniale : éloignez votre lit d'une dizaine de centimètres des murs et placez chacun de ses pieds dans un bol rempli d'infusion de citronnelle ou de lavande. Ceux que l'odeur ne fera pas fuir se noieront immanquablement dans ce piège improvisé ; couvrez le tout d'une bonne moustiquaire pour pallier les dangers venus des airs, et vous dormirez en toute quiétude.

En cas de piqûre

Pour calmer les démangeaisons, badigeonnez vos piqûres de décoction apaisante d'angélique. Sachez que cette recette servait aussi autrefois à chasser les poux de corps, qui, Dieu merci, sont devenus rares aujourd'hui.

Les décoctions concentrées de thym (2 poignées par litre cuites pendant 15 minutes) ou d'origan

(1 poignée par litre cuite pendant 10 minutes) ont aussi fait leurs preuves.

En cas de démangeaisons violentes, additionnez ces préparations de 1 ou 2 cuillerées à soupe de vinaigre de cidre, qui renforcera leur action calmante.

AU JARDIN

Tisanes pesticides et herbicides

Tisanes pesticides

Cultiver votre jardin sans apport chimique n'implique pas pour autant de laisser dévorer vos précieuses plantations par tous les insectes que cela tente. Pour les chasser, recourez à des insecticides naturels à base de plantes.

Les vertus du pyrèthre

Le pyrèthre *(Chrysanthemum cinerariaefolium Vis.)* est un cousin du chrysanthème essentiellement cultivé en Afrique orientale et dont les fleurs, ou plus exactement les capitules, contiennent une substance à peu près inoffensive pour l'homme et pour les animaux domestiques (sauf à très haute dose), même si son parfum peut vous faire éternuer ou tousser. Elle se révèle en revanche fatale aux organismes à sang froid, c'est-à-dire aux insectes et aux vers. Un produit fort intéressant pour les jardiniers bio !

Le pyrèthre s'achète en général sous forme de poudre. Si vous le pouvez, procurez-vous cependant plutôt des capitules entiers, que vous moudrez vous-même au fur et à mesure de vos besoins.

Pensez à conserver fleurs et poudre dans un récipient étanche car elles s'éventent très facilement.

Préparez une infusion avec votre poudre de pyrèthre et vaporisez-la sur vos plantes. Vous pouvez aussi utiliser cette mixture dans la maison comme une bombe insecticide.

Chasse aux pucerons

Pour faire fuir ces insectes au demeurant charmants mais par trop gourmands, usez de ces quelques recettes naturelles :

– Versez une infusion de camomille romaine (1 poignée pour 1/2 litre infusée 10 minutes) dans 2 litres d'eau. Ajoutez 3 cuillerées à soupe d'argile. Pulvérisez cette mixture sur vos rosiers et sur vos autres plantes, sans oublier d'agiter régulièrement votre vaporisateur de manière à ce que l'argile demeure bien en suspension dans le liquide.

– Plus exotique, le bois de quassia de la Jamaïque (*Picraena excelsa Lindl.*) réduit en copeaux donne une décoction très efficace contre les pucerons. Les âmes sensibles se réjouiront d'apprendre que cette plante agit davantage de manière préventive, en faisant fuir les indésirables, que comme un véritable insecticide.

Tisane herbicide

Confectionnez une infusion de prêle (1 poignée par litre infusée 15 minutes) additionnée d'argile à raison de 2 cuillerées à soupe par litre. Épandez ce liquide sur vos pelouses au printemps pour en éliminer naturellement les mousses et les champignons.

Pour la santé de vos plantations

Engrais 100 % végétal

Connaissez-vous cette recette britannique qui associe avec bonheur deux des passions nationales de nos voisins d'outre-Manche, le thé et le jardinage ? Lorsque vous buvez du thé, conservez précieusement les feuilles utilisées – ou le contenu de vos sachets matinaux, qui convient tout aussi bien – et disposez-les au pied de vos plantes. En se décomposant, le thé donnera un excellent engrais totalement sain.

Tisane de repiquage

Pour favoriser la reprise d'un arbre que vous vous apprêtez à replanter, pralinez (badigeonnez) ses racines à l'aide d'un mélange d'argile et d'infusion de camomille romaine diluée (comptez 1 litre d'infusion de camomille et 4 cuillerées à soupe d'argile pour 2 litres d'eau).

USAGES VÉTÉRINAIRES

Vos amis à quatre pattes peuvent eux aussi tirer parti des vertus des tisanes, même si – ne nous leurrons pas – il n'est guère facile de faire absorber à Rex son petit tilleul du soir !

> *Attention :* toutes les plantes ne conviennent pas aux animaux, et certaines espèces, excellentes pour l'homme, sont toxiques pour eux (le saule blanc et la reine-des-prés pour les chats ou le persil pour les petits oiseaux, pour ne citer

que quelques exemples). Au moindre doute, abstenez-vous et consultez votre vétérinaire, votre pharmacien ou votre herboriste.

Voici juste quelques recettes simples destinées à vous aider à traiter naturellement leurs maux les plus courants.

Pour protéger vos animaux des parasites et de leurs méfaits

Contre la gale

Lotionnez le poil de vos amis avec une décoction de menthe, de serpolet ou de thym (2 poignées par litre cuites pendant 15 minutes) additionnée d'un verre de vinaigre de cidre.

Pour soigner leurs dermites allergiques

Ces affections courantes sont en général consécutives à des piqûres d'insectes.

Utilisez pour calmer les démangeaisons et accélérer la cicatrisation de leurs lésions une décoction de thym ou d'origan, ou encore une macération de lavande dans du vinaigre (4 poignées par litre macérées pendant 2 semaines).

Et rappelez-vous qu'en chassant les insectes nuisibles de votre maison et de votre jardin vous protégerez par la même occasion vos animaux de bien des désagréments.

En cas d'affection respiratoire

Tisane-sirop à l'eucalyptus

Si votre chien ou votre chat tousse, essayez de lui administrer une infusion d'eucalyptus (2 cuillerées à soupe par litre infusées 5 minutes) bien sucrée.

Inhalations

Vous pouvez aussi proposer à vos animaux souffrants une inhalation de vapeurs d'eucalyptus ou de thym. Comme il semble improbable qu'ils se prêtent de bonne grâce à une telle opération, enfermez-les pour l'occasion dans une cage ou un panier de voyage à claire-voie, près duquel vous poserez votre bol d'infusion fumante, et recouvrez cage et bol d'une grande serviette pendant une dizaine de minutes.

Pour les animaux nerveux

La nature regorge de sédatifs naturels bien utiles, notamment, pendant les période de frénésie amoureuse. Les macérations de valériane donnent en général de bons résultats. Ajoutez-les aux repas de votre trop fringant compagnon. Pour les chiens, sucrez auparavant la tisane pour en masquer l'amertume ; pour les chats, aucun problème puisque la valériane est leur plante favorite.

VI

Tisanes savoureuses : quelques recettes

L'homme s'abreuve d'eau aromatisée aux plantes pour sa santé et pour son plaisir depuis la nuit des temps. Aujourd'hui encore, le thé surpasse toutes les autres boissons, de l'Extrême-Orient jusqu'aux rives du Bosphore, dans les îles Britanniques et en Afrique du Nord. Et au Mexique, on se désaltère volontiers à l'aide d'*agua fresca*, de l'eau relevée de tamarin.

Nos ancêtres n'ont pas tardé à inventer aussi des « tisanes » plus festives en faisant infuser, bouillir ou macérer des plantes non plus dans de l'eau, mais dans du vin ou de la bière. Ainsi, à Byzance, on buvait du vin agrémenté de pétales de rose, de céleri ou de fenouil, et la mémoire de nos campagnes fourmille de recettes de « vins de plantes » utilisant les simples du terroir.

Une « tisane littéraire »
On oublie souvent ce détail, mais la tante de Marcel Proust trempait ses légendaires madeleines dans une infusion de tilleul.
(« Du côté de chez Swann »)

Ajoutons que l'on peut fort bien remplacer son thé ou son café du petit déjeuner par une tisane de thym ou de romarin, stimulante quoique vierge de caféine.

THÉS CLASSIQUES

Karkadet égyptien

Ingrédients

1 litre d'eau bouillante
1 poignée de pétales d'hibiscus

Laissez infuser cette tisane pendant 10 minutes et retrouvez tout le charme de l'Alexandrie d'antan. Fermez les yeux et vous vous croirez transporté sur le Nil, au clair de lune...

Matcha

Voici la véritable recette de la cérémonie du thé à la japonaise. Sachez toutefois qu'il faut des mois, voire des années, de cours auprès d'un maître pour savoir pratiquer cet art avec l'élégance voulue. Considérez donc les conseils qui suivent comme une humble recette de cuisine.

Ingrédients (par personne)

1 cuillerée à café de thé vert en poudre spécial *(matcha)*
Eau bouillante

Il vous faudra disposer d'un minimum de matériel : un bol, un torchon et un fouet en bambou traditionnel *(chasen)*.

Commencez par rincer le fouet et le bol à l'eau bouillante, puis essuyez-les avec votre torchon. Mettez ensuite 1 cuillerée à café de thé dans le bol, puis versez de l'eau bouillante de manière à le remplir à demi, tout en fouettant doucement le mélange. Continuez à fouetter jusqu'à obtenir une mixture mousseuse (soit environ 30 secondes).

La tradition veut que l'on utilise un seul bol, que l'on passe d'abord au convive le plus important. Celui-ci devra admirer la tasse, puis son contenu, le humer, puis le déguster en trois gorgées en tenant impérativement le bol à deux mains. Après quoi, on répète l'opération autant de fois qu'il y a d'invités, par ordre protocolaire décroissant.

Mais rien ne vous interdit de simplifier ce cérémonial en prévoyant une tasse par convive et en laissant chacun « jouer » avec le fouet.

Un dernier détail : le breuvage ainsi obtenu est assez amer : on aime ou on n'aime pas...

Thé impérial aux fleurs

Ingrédients (par personne)

1 cuillerée à cafe de thé vert
1 pincée des fleurs fraîches de votre choix (pétales de rose, de jasmin, de pivoine, etc.)

Placez le thé et les fleurs dans une théière et laissez-les infuser pendant 3 à 5 minutes. Servez dans de petites tasses.

Thé de fleurs à la japonaise

Ingrédients (par personne)

1 tasse d'eau chaude
1 pincée de fleurs de jasmin

Laissez infuser les fleurs de jasmin dans la tasse pendant 3 minutes, puis filtrez. Au moment de servir, ajoutez 2 fleurs supplémentaires, fraîches ou séchées, dans chaque tasse.

Thé de l'Himalaya

Ingrédients (par personne)

1 cuillerée à café de thé vert
1 pincée de jasmin
1 pincée de menthe
1 morceau de zeste de citron
1 pincée de cannelle (facultatif)
2 graines de cardamome (facultatif)

Placez tous les ingrédients dans une théière, recouvrez d'eau bouillante et laissez infuser pendant 5 minutes. Cette tisane se sert bien sucrée et au choix chaude ou glacée.

Cette recette censée revigorer les sherpas après une longue ascension sur les flancs de l'Everest ou de l'Annapurna ne peut que remettre d'aplomb ceux d'entre nous qui vaquent à leurs occupations sous des cieux plus tempérés.

Thé à la menthe

Ingrédients (pour 4 personnes)

2 cuillerées à café de thé vert
2 ou 3 branches de menthe fraîche (ou 1 petite poignée de menthe séchée)
Sucre candi

Si vous utilisez de la menthe fraîche, commencez par la mettre seule dans la théière et ébouillantez-la avec un peu d'eau, puis jetez aussitôt cette première ébauche de tisane, qui emportera avec elle toute l'amertume de la plante. Ajoutez alors le thé et le sucre candi. Laissez infuser pendant 3 à 5 minutes et servez dans les règles de l'art.

La tradition veut que l'on verse le thé à la menthe de haut, afin que les oreilles d'Allah perçoivent le son cristallin du breuvage coulant dans les verres.

Pour une saveur plus raffinée, essayez cette recette marocaine : parfumez votre tisane de 5 ou 6 fleurs d'oranger et de 3 clous de girofle.

Tisane du soir

Ingrédients

1 litre d'eau bouillante
3 cuillerées à café de tilleul
3 cuillerées à café de fleurs d'oranger

Laissez infuser cette boisson apaisante pendant 5 minutes.

APÉRITIFS

Voici quelques idées pour étonner votre entourage et sortir un peu des sentiers battus.

Apéritif aux plantes (sans alcool)

Ingrédients

1 litre d'eau bouillante
1 cuillerée à soupe de camomille romaine
1 cuillerée à soupe de menthe
1 cuillerée à soupe de réglisse

Faites infuser ces plantes pendant 10 minutes, puis filtrez votre tisane et laissez-la refroidir. Servez cet apéritif frais et accompagné ou non de glaçons. Décorez chaque verre d'une feuille de menthe fraîche.

Kir aux feuilles de cassis

Ingrédients (pour 6 personnes)

2 à 3 verres de bon vin blanc
1 litre d'infusion de feuilles de cassis
1 cuillerée à soupe de miel

Mélangez bien tous les ingrédients et servez glacé.

Le bon chanoine Kir, chantre du cassis au XVIIIe siècle, mais qui préférait l'absorber sous forme de liqueur, n'avait sans doute pas prévu cette variante.

Orangeade à la rose

Ingrédients

1 litre d'eau froide
100 g de pétales de rose
1 orange
Sucre ou miel

Portez l'eau et les pétales de rose à ébullition, puis retirez immédiatement du feu et filtrez. Ajoutez le jus de l'orange et sucrez à votre goût ; vous obtiendrez une délicieuse orangeade à la saveur nettement orientale.

Vin rosat

Ingrédients

1 litre de bon vin rouge
50 g de pétales de rose rouge
1 pincée de cannelle
2 clous de girofle
Miel

Faites macérer les pétales de rose, la cannelle et les clous de girofle dans le vin pendant 10 jours, puis filtrez et sucrez au miel à votre goût. Patientez 2 mois avant de goûter à ce vin parfumé.

BOISSON DE PRINTEMPS

Sakurayu

Ingrédients (par personne)

1 cuillerée à café de fleurs de cerisier
1 pincée de sel
Eau bouillante

Placez les fleurs de cerisier et le sel dans les tasses, puis recouvrez d'eau bouillante et servez aussitôt. Laissez infuser pendant 3 minutes avant de boire.

Pour les Japonais, cette boisson incarne le printemps, tout comme les fleurs de cerisier qui la parfument. Gage de bonheur, elle est souvent servie lors des fiançailles et des mariages. Son goût légèrement salé la rend très désaltérante.

BOISSONS D'ÉTÉ

Coco parisien

Ingrédients

1 litre d'eau froide
1 bonne poignée de racine de réglisse
2 cuillerées à café de graines de coriandre

Écrasez toutes les graines de coriandre, puis laissez-les macérer à froid avec la réglisse pendant 4 heures. Filtrez, sucrez et servez ce coco frais ou glacé.

Vous pouvez agrémenter votre coco d'une rondelle de citron et/ou d'une pincée de cannelle en poudre.

Cette boisson rafraîchissante connut une immense vogue à Paris de la fin du XVIIe siècle au début du XXe.

Lavandine

Ingrédients

1 litre d'eau froide
1 poignée de fleurs de lavande

Laissez macérer la lavande dans l'eau en plein soleil pendant 2 ou 3 heures, filtrez, sucrez à votre goût et laissez refroidir. Cette tisane se boit glacée.

Limonade d'hysope

Ingrédients

1 litre d'eau froide
3 cuillerées à soupe de sommités fleuries d'hysope
1 citron
Sucre ou miel

Faites macérer l'hysope au soleil dans l'eau et le jus du citron pendant 2 heures. Filtrez, sucrez à votre goût et servez cette limonade fraîche ou glacée.

Tisane glacée d'été

Ingrédients

1 litre d'eau bouillante
4 branches de menthe fraîche
2 branches de verveine fraîche
20 fleurs d'oranger
3 cuillerées à soupe de pétales de rose séchés
4 clous de girofle
1 bâtonnet de cannelle

Pour la décoration

Rondelles de citron jaune et vert
1 branche de menthe fraîche

Mettez la menthe fraîche dans une théière et recouvrez-la d'eau bouillante, puis jetez aussitôt cette première mouture, afin d'éliminer l'amertume de la menthe fraîche.

Ajoutez ensuite tous les autres ingrédients, puis versez 1 litre d'eau bouillante et laissez infuser pendant 15 minutes. Filtrez, laissez refroidir et placez le breuvage au réfrigérateur. Au moment de servir, décorez votre carafe de tisane glacée de rondelles de citron jaune et vert et de menthe fraîche. Si vous le souhaitez, édulcorez cette boisson avec un peu de miel.

BOISSONS D'AUTOMNE ET D'HIVER

Thé iroquois

Ingrédients

1 litre d'eau bouillante
2 feuilles de menthe fraîche (ou 1 feuille de menthe séchée)
1 feuille de tussilage
2 fleurs de passiflore

Laissez infuser cette tisane légère pendant 5 minutes et dégustez-la bien chaude, éventuellement parfumée de miel.

Cette recette amérindienne apaisante se consomme traditionnellement aux États-Unis pour gérer le stress de la saison des fêtes, qui commence là-bas fin novembre avec la célébration de Thanksgiving et se prolonge pendant six semaines ponctuées d'agapes familiales à l'ambiance parfois électrique, de *parties* bien arrosées, d'achats de Noël, etc., le tout en continuant à assurer au bureau !

Tisane « spécial grand froid »

Ingrédients (pour 100 g de mélange)

2 cuillerées à soupe de pétales de coquelicot
2 cuillerées à soupe de réglisse
1 cuillerée à soupe de marrube blanc
1 cuillerée à soupe d'hysope
1 cuillerée à soupe de tilleul
1 cuillerée à soupe de mauve
1 cuillerée à soupe de serpolet
1 cuillerée à soupe de violette

Mettez 1 pincée de ce mélange dans un bol d'eau bouillante et laissez-le infuser 5 minutes. Filtrez et buvez bien chaud.

Ce cocktail réchauffant et énergisant vaut tous les *smart drinks* tonifiants modernes.

Tisane tonus

Ingrédients

1 litre d'eau bouillante
1 cuillerée à soupe d'angélique
1 cuillerée à soupe de gentiane jaune
1 cuillerée à soupe d'achillée millefeuille
1 cuillerée à soupe d'armoise

Laissez infuser pendant 10 minutes, filtrez et buvez bien chaud.

Je vous recommande cette tisane revitalisante en cas de coup de fatigue.

Liqueur aux fleurs

Ce n'est pas vraiment une tisane... mais c'est si joli à préparer que je ne résiste pas au plaisir de vous en donner la recette.

Dans un bocal de verre, disposez une couche de fleurs de jasmin d'environ 1 cm d'épaisseur, une fine couche de sucre en poudre, une couche de pétales de rose, et continuez en intercalant fleurs et sucre avec des fleurs d'œillet, de violette et de verveine. Remplissez le bocal aux trois quarts et terminez par une couche de sucre. Recouvrez le tout d'eau-de-vie neutre et laissez macérer pendant 2 semaines, sans oublier d'admirer votre œuvre éphémère. Car, au terme de cette période, il vous faudra filtrer le contenu du bocal et mettre la liqueur obtenue en bouteille. Laissez ce digestif original reposer encore pendant quelques mois avant de le déguster.

Bibliographie

ANTOL, Marie-Nadine – *Thés santé, infusions* – De Médicis, 1998.

BREMNESS, Lesley – *Les Plantes aromatiques et médicinales* – Bordas, 1996.

CATON L'ANCIEN – *De l'agriculture* – Budé.

CLERGEAUD, Chantal – *Vos produits de beauté au naturel* – Morisset, 1994.

COUPLAN, François – *Guide nutritionnel des plantes* – Delachaux & Nestlé, 1998.

D'ADAMO, Dr Peter J. – *4 Groupes sanguins, 4 régimes* – Michel Lafon, 1999.

DOWELL, Philip et BAILEY, Adrian – *The Book of Ingredients* – Mermaid Books, 1983.

EDDE, Gérard – *Ginseng et plantes toniques* – Dangles, 1984.

Encyclopédie visuelle des aliments – Éd. Québec Amérique, 1996.

FOULKES, Maït – *La Saveur du thé* – Picquier Poche, 1998.

FOULKES, Maït – *Le Jardin des épices* – Picquier Poche, 1998.

HERTZKA, Dr G., et STREHLOW, Dr W. – *Manuel de la médecine de sainte Hildegarde* – Resiac.

KYBAL, Jan – *Plantes aromatiques et culinaires* – Gründ, 1981.

LAFFITTE, Bernard – *Le Mességué* – Michel Lafon, 1999.

LAVÉDRINE, Anne – *Les Vertus du vinaigre* – Michel Lafon, 1997.

LAVÉDRINE, Anne et ROUSSELET-BLANC, Josette – *Les Aliments mythiques qui font les centenaires* – Michel Lafon, 1997.

MASSACRIER, Jacques – *Savoir revivre* – J'ai Lu, 1976.

Médecine populaire et sorcellerie en Roannais et Forez – *Cahiers du musée forézien*, n° 3, 1976.

MESSÉGUÉ, Maurice – *C'est la nature qui a raison* – J'ai lu, 1972.

ODY Penelope – *Les Plantes médicinales* – Sélection du Reader's Digest, 1993.

PALAISEUL, Jean – *Nos grand-mères savaient...* – Robert Laffont, 1972.

PLINE l'ANCIEN – *Histoire naturelle* – Budé.

ROOT-BERNSTEIN, Robert et Michèle – *Honey, Mud, Maggots and other Medical Marvels* – Mariner Books, 1998.

Secrets et Vertus des plantes médicinales – Sélection du Reader's Digest, 1977.

ZAÏD, Nora – *Les Vertus des plantes dans la vie quotidienne* – Ellébore, 1998.

Table des matières

Le bien-être et la santé au Livre de Poche

L'Aromathérapie
Dr J. Valnet
(n° 7885)

Les Bienfaits de l'ail
G. Laffont et M. Bertolete
(n° 16566)

Dictionnaire homéopathique
L. Pommier
(n° 7857)

La Grande Forme après 40 ans
F. et P. Pallardy
(n° 16535)

Guide familial de l'homéopathie
Dr. A. Horvilleur
(n° 7833)

L'Homéopathie pour mes enfants
Dr. A. Horvilleur
(n° 7791)

Mangez bio
J. Desbrosses
(n° 16534)

Le Dictionnaire des aliments
S. Monette
(n° 16552)

Phytothérapie : traitement des maladies par les plantes
Dr. J. Valnet
(n° 7889)

Se soigner par les légumes, les fruits et les céréales
Dr. J. Valnet
(n° 7888)

Supprimez vos douleurs par simple pression d'un doigt
Dr. R. Dalet
(n° 7838)

Les Vertus du citron
W. Meidinger
(n° 16532)

Les Vertus du vinaigre
A. Lavédrine
(n° 8193)

Votre beauté à moins de 100 F
F. Pradarci,
L. Nahmani,
M. Petrovic
(n° 16536)

Les vertus du vinaigre

Anne Lavédrine

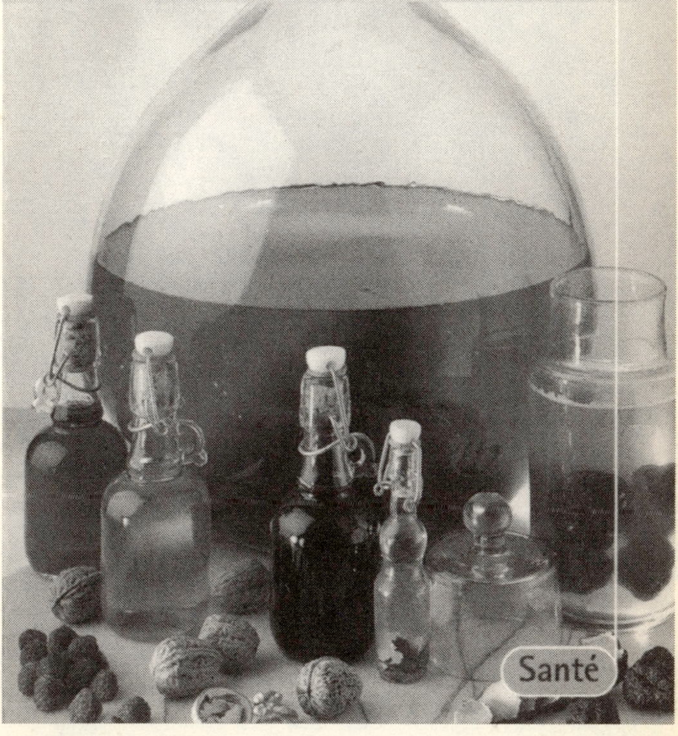

Santé

Les vertus du citron

Inédit

Werner Meidinger

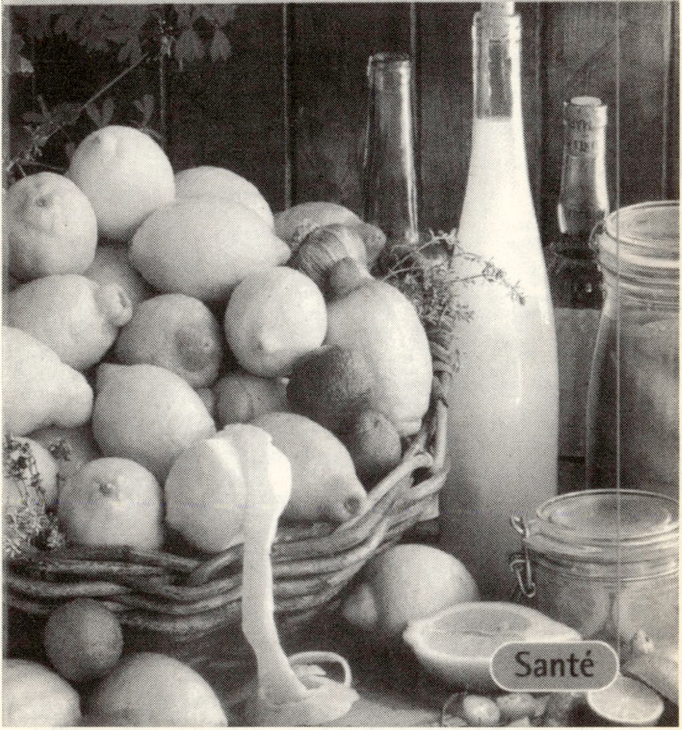

Santé

Imprimé en France sur Presse Offset par

BRODARD & TAUPIN

GROUPE CPI

La Flèche (Sarthe).
N° d'imprimeur : 7069 – Dépôt légal Édit. 11508-05/2001
LIBRAIRIE GÉNÉRALE FRANÇAISE - 43, quai de Grenelle - 75015 Paris.
ISBN : 2 - 253 - 16565 - 4

31/6565/1